久留米大学公開講座34

こころとからだの癒しとは

大切な自分のために

藤丸知子・石竹達也・佐川公矯 編

九州大学出版会

まえがき

現代はストレスフルな社会で、私たちは「こころ」も「からだ」も様々なストレスにさらされています。その中には、複雑な人間関係や仕事などのストレスからくる心の病であるうつや自殺の増加、不規則な食事や睡眠、運動不足等からくる生活習慣病の問題があります。これらのストレス、生活習慣病の予防と改善のための具体的な対処方法、また、ライフステージの中での「こころ」と「からだ」の捉え方を中心に公開講座を企画しました。

本書は、二〇〇六年秋に開催された久留米大学公開講座医学部シリーズ「こころとからだの癒しとは？――大切な自分のために――」で、医師、看護職、栄養士、理学療法士、臨床心理士の八名の先生方に、いろいろな立場であらゆる角度から、専門的知識や方策についての講義内容を基に、書き下ろしていただきました。

内容として、「東洋と西洋の癒し」では、そもそも「癒しとは」から始まり、東洋と西洋での癒しや病気の捉え方について知ることができました。「肥満症を防ぐ――現代に生きる養生訓――」では、江戸時代に書かれた貝原益軒の「養生訓」をもとに今日の生活習慣病予防につながる知恵をたくさん発見することができました。「スローライフ――癒しの食事――」では、いまどきの食事風景から食育、食事への考え方などを再確認しました。「昼寝（午睡）のススメ――一五分間の午睡で頭も体もリフレッシュ――」では、睡眠の役割、睡眠不足の心身への悪影響、より良い睡眠をとる方法、昼寝（午睡）の効用を知ることができました。「女性・男性の更年期」では、更年期、更年期症状、更年期障害、体と心に起こる変化、高齢期を左右する女性と男性の更年期の過ごし方などが理解できました。「体に優しいスキンケアについて――赤ちゃんからご年配の方まで――」では、皮膚の生理機能・構造を学び、乳幼児から高齢者の方までの日常的かつ具体的な皮膚の手入れの方法を知ることができました。「からだの凝りの解消法――ストレッチ体操の効果――」では、ストレッチ体操や呼吸法を実際に体験し、「こころの凝りの解消法――ストレスとの上手なつきあい方――」では、認知行動療法、時間の管理、リラクセーション法、こころとからだのストレス対処法についてまとめていただきました。

本書が皆さまの日頃の生活習慣や生活習慣病の改善、ストレス解消への一助になればと願っております。

二〇〇七年二月

久留米大学医学部看護学科　助教授　藤丸知子
久留米大学医学部環境医学講座　教授　石竹達也
久留米大学医学部附属病院臨床検査部　教授　佐川公矯

目次

I　東洋と西洋の癒し

自見厚郎

一　はじめに

医療とは本来、病気による心身の苦痛や不安をもつ患者を癒し、健康の回復に努めるという人間的な活動です。医学的知識や医療技術は癒しのための手段に過ぎません。ところが、近代科学の発達とともに医学も新たな知見を求めて肥大化し、膨大な知識と高度の技術を生みましたが、一方で地道な癒しの仕事は重要視されない気風を生んできました。これは近代科学に対する一種の幻想のもたらした弊害でもありましたが、近年医療を見直す機運が起きてきています。

一九九〇年代から安らぎと同義で癒しという言葉が人口に膾炙し、医療の世界でも目に付くようになりました。医療現場の状況が癒しを求めるように変化してきたことと関連しています。しかし、医療に癒しを含めることをいぶかしがり、いかがわしささえ感じる見方があります。近代医療制度が限界に達してなす術がなく、癒しへ逃避しているとみなすからです。しかし、医学の歴史を繙けば、医療とは元来癒しを内在しているのですから、癒しを前面に出すことをためらわず、むしろ患者に対して望ましい医療であると考えるべきなのです。

医は本字で醫と書き、分解すると匸（ハコガマエ）に卜占に用いる矢、撃つ意味の殳、酒の意味の酉の三つに分けられます。さらに古くは毉と書き、酉の代わりに巫（巫女、シャーマン）が用いられていました。悪霊を祓う力のある弓を筺に置き、掛け声と共に矢を撃ち、矢の力で病気のもたらす悪霊を祓うのです。正月の縁起物の破魔矢として今も残っています。薬草を容れた酒を持つ巫女や呪術師がイメージされます。

癒は疒（ヤマイダレ）に愈と書き、愈は兪と心からなります。疒はベッド（爿）に人が仰向けになったさまを表し、病に伏せていることから病との関連を示すサインとされています。医学を基礎医学、臨床医学に分けていますが、臨床とはもともと臨牀で、医師が患者の横たわったベッドに向かうさまを表したものです。兪は舟（月）と余よりなり、舟は盤、余は把手のついたナイフの意味で、これで患部の膿血を刺して盤中に移し取る行為をさすといいます。その結果、病気や傷が治り心が安らぎ心の晴れることを愉または愈といい「たのしむ、よろこぶ、やすらぐ」の意味となります。兪が中空を意味し空《から》になった状態とする解釈もあります。なお、癒は古代中国には存在しない字であるといいます。癒しは、苦しみや悲しみ、疲れを和らげるもの、さらに広く感情を穏やかに和ませること、心身ともにくつろいだ状態にすることです。

英語の medicine の原意は、留意する、医療を行うことです。そこで病気の治療、緩和、予防、健康の回復と保持に関する知と実践を指す言葉となり、専ら医師の仕事とされています。しかし、人間および物質のパワーと志向性、運命を変化させるものという理解に立てば馴染まず、むしろ魔力 magic という意味にも捉えられます。healing は現在の状態を覆って傷まないようにする、調整し穏やかにさせることですが、元は「蓋をする、覆いを掛けること」から「隠すこと、屋根を葺く」という意味と「修理する、生の望ましい状態を回復する」という意味があります。胃潰瘍の治癒過程で、粘膜が欠損して潰瘍底がみえる状態から再生上皮が潰瘍の表面を被覆して欠損部を修復していくさまを髣髴とさせます。個人の心の痛みや社会的に危機と感じられる状況を、調整して緩和する行為です。cureの原意は、配慮、心遣いで、世話をする、修繕することをさします。病気については、癒すために不都合なものを取り除き、人間が生き延びるために適合的な状況や環境を作り出すことに専念して健康を回復させる行為を意味し、healingより積極的に損傷部分に介入する印象があります。careは大きく世話、看護、養護、介護、介助、保護、監督のグループと心配、懸念のグループに分けられます。心配し思いやるから手を差し伸べるのです。

医療関係者の言う癒しは病気の治ることであり、一般人の言う癒しは精神的にねじれた関係の修復であり、いずれにせよ元に戻ることですが、医療の世界では「病気を治してほしい」といっても、「病気に悩む私は癒されたい」という表現は用いられないようです。

二　癒しは医療の一部

エリック・J・キャッセルは、患者の世話をすることが身体や疾患に関して真実とみなされていることを受けて、医療を、その技術的知識の上に立って、人間のために何かをする道徳的、技術的職業であると定義しました。しかし、大学医学部は膨大な量の検査、診断、治療に関する事柄を教育せざるを得ないので科学技術的思考様式（キュア）が人道主義的思考様式（ケア）よりも優先するようになります。また、医療の中の医学が科学である限り進歩するため、医療の中に身をおくものは片時も進歩の努力を怠ってはならないことを教えます。習得した技術的医学は多くの疾患に有効であり、過去の医術よりはるかに有効です。

ここで愛の看護を与える者（看護師）と医療技術を習得実践する者（医師）の優劣を比較することは愚かで無駄です。なぜなら医療とは本来二つの側面を持っていて、現在は、たまたま医師の技術的側面にスポットライトが当たっているに過ぎないからです。医師と看護師という互いに支えあうべきものを、敢えて対立させ優劣を決めてはなりません。現代の医療現場では、病気のことしか考えない医師や看護師ではなく、患者を心配する医師や看護師が求められているのですから、医療関係者、特に医師は互いの役分を十分に理解して、それぞれの行為者の人間的価値に置き換える愚を冒してはなりません。

1　医療

科学的な教育を受けた医師、看護師などが行う行為を正統派医療とあえて定め、それ以外のものと分けて考えてみます。

図1に示すように、患者と医師・医療関係者の関係は、相談者・クライアントと相談を受ける者（占い師、弁護士など）の関係と同一視できます。いずれも患者や相談者の現在抱えている問題や悩みを専門的な知識や技術で解決、助言することが期待されます。もっとも「お悩み相談」では、相談

医師—患者関係

患　者
悩み
（精神的・肉体的）
↓
医　師———医術———→↓
↓
救い（治癒）

・蓄積された医学知識
・手技

呪術師—相談者関係

相談者
悩み
（精神的・肉体的）
↓
呪術師———呪術———→↓
↓
救い（ご利益）

・ある確信に基づく偏った知識
・手技

図１　医師と呪術師

者の意図を素早く察知して、相談者の望む着地点を示すという方法もあります。しかし、生命の危機を内包する医療問題では、相談者のストレスは計り知ることのできないものでしょう。医療における癒しはここに活躍の場があるのです。

病気に悩む人は、疾患と悩みの二重の苦しみを抱え闘っています。医術は疾患を可能な限り、医学の実力の範囲内で治癒させようとして同じく闘っています。成功すればおのずから悩みは解決するのでしょうが、不可能であった場合医術は完全に悩みを解決できず、患者の悩みは前よりもいっそう募ることになります。ここにも医療における癒しが活躍するのです。

私たちは、他者が味わっている苦しみ、痛みに無関心であることが多いようです。特に健康問題、疾病ならば、なおさらです。しかし、医師や看護師は専門的な知識と技術をもって、問題解決に当たろうとします。無関心であろうはずがありません。だからこそ患者は医療関係者を信頼するのです。無関心を見透かせば、信頼しようとはしないでしょう。

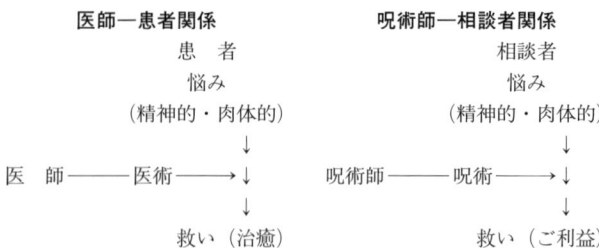

今でも日本の医療の多くを支えている地方の開業医はこの信頼関係を維持しながら地域医療に邁進しています。大病院志向になっても、地域の人と人の繋がりが存続する限り、開業医はこれからも人と人の関係性の繋がりとして存続するでしょう。

病気がある程度重くならないと人は医師のところには来ません。疾患の治療者としての医師の役割は知られていますが、癒し人・ヒーラーとしての役割についても考えてみましょう。ヒーラーはある症状を呈する患者への説明にあたって、問題は何か（診断）、体の中はどうなっているのか（病態生理）、どうすればよいのか（治療法）、結果はどうなるか（転帰）とともに、何故生じたのか（病因）を告げなければなりません。病因は、医学が未発達の時代は、天然自然の力、悪霊のせいにしていました。

抗生物質がまだ普及していない頃、肺炎などの重篤な病気にかかると、医師のできる術は対症療法を十分に施し、患者の体力の維持に努めることのみで、患者の持つ自然治癒力に頼る外ありませんでした。そのため、夜を徹して傍に居て、変わりゆく状態に対応した手当てを施していました。癒しにおいては、傍らにじっと居ることが重要です。医師や看護師は、患者とその家族の傍らに自らの存在を提供することによって、患者の自然治癒力が発揮され、患者が危機的状況から脱出するのをじっと待つのです。傍に居て、見つめながらじっと付き添う姿は、襤褸をまとうイエスであり釈迦の姿です。

医療関係者は患者に何らかの行動を起こすとき、まず聴きます。しっかりと聴くことにより患者は話し始め、相互の関係性が構築され、何気ない言葉でも患者に勇気と希望を与えます。医師や看護師の言葉に患者がいかに複雑に反応するかを考えれば、聴いて話すこと自体に治療効果があるといえます。言葉の呪力で煽り、不安を募らせてはなりません。不安は治療に悪い影響を及ぼすからです。

医師や看護師は深刻で陰鬱な表情や態度を示すよりも、楽天主義である必要があります。楽天主義は患者を癒す非常に重要な要素です。ヒポクラテスは、「医師への信頼が病気の回復に影響する。医師が楽天的であることが患者に伝わって初めて、患者は医師を信頼する。楽天的でなければよい医療はできない」と言っています。また、一七世紀に「イギリスのヒポクラテス」と呼ばれたトマス・シデナムも、「町にピエロが一人来るほうが、大量の薬を背負った二〇頭の驢馬が来るよりも、人々の健康増進に役立つ」とさえ言っているように、医師は楽天主義の化身、ピエロでなければなりません。

癒すためには、単なる治療技術以上のものが要求され、患者が希望を持てるよう、医師の治療を信頼してもらえるように努めなければなりません。現時点で実行可能なことと不可能なこと、解明されていることと解明されていないことを、医師、看護師、患者、患者の家族もありのまま受け入れなければなりません。

医師の楽天主義は病床にある患者の気分を明るくし患者にも楽天主義をもたらします。現在、自分の目の前にいる患者のことに思いをめぐらすとき、病状が思わしくないときでもゆったりと冷静に構え、ユーモアのセンスを忘れず、前向きの言葉をかけることによって、たとえ治療の手だてを欠き完全な回復が望めなくても、また全快しなくても、患者を少しでも楽にすることができれば、患者の生き延びる可能性が高くなります。患者を安心させることで、暗闇の中に一条の光明を与え、症状をより楽にするのが医師の務めです。楽天主義と安心感を患者に伝えることは重要なのです。医療は、疾患に関わり、患者の悩みとしての病に関わり、社会復帰後の生活に関わらなければなりません。これは、病気になった患者の人としての生きがいに関わるということです。しかし、個々人で価値観、生活態度が異なるので、医療関係者が画一的に決定し押し付けるのではなく、患者の生きがいを大切にして、傍にいて患者自身が決定、行動するのを見守れば宜しいのです。

2 キュアとケアは異なる

癒しはキュアとケアの二本柱です。キュア（治療）は病気の臓器を対象とし、ケア（看護・介護）は悩める人、苦しむ人へのアプローチです。患者は病気になると不安になります。自信あふれる医師の言葉を期待します。しかし、医師は医学が科学であると教えられますから、患者やその家族に医師があいまいな態度を取ることがあります。科学としての医学は、同じ症状にさまざまな原因があることを教えます。しかも、同じ胃癌でも患者はそれまでの生活習慣などが一様ではなく、患者個々人で状況が変化し、一定していない点では不確実ですから、マニュアルやガイドラインに沿った治療などできません。真実を患者に言っても救われない、むしろ不安をあおりさまざまな症状を誘発するかもしれないと考えるとき、医師はさらにあいまいになります。それでも医師は患者に正確に自信を持って説明する義務があります。真実のみを患者に告げれば、患者はいい加減なことと受け止めないでしょう。わからないとあからさまに言うことは自信たっぷりとは相容れませんが、一方で科学的根拠が乏しくてありもしないことを自信たっぷりに言って信じ込ませることは容易でしょうが倫理的に問題があります。患者に自信を持たせるためには医師にも確固たる自信がなくてはなりません。

科学としての医学は患者と医療関係者とに新しい医療文化の時代をもたらしました。抗生物質のない時代、肺炎は命取りでしたが、医師はただ手をこまねいていたわけではありません。何らかの手段を講じていたに違いないのです。それが今では患者と医師の関係性を無視しても、抗生物質の投与で治る時代になりましたが、医療と科学が親しい関係になればなるほど、その境が不分明になりました。医療も科学の一部という幻想が、癒しを遠ざけ、治療を重視するようになったのです。不幸なことに、希望と現実との区別が不明瞭になり、患者にどんな病気でも治せないものはないと錯覚させるようになりました。

医療はケアに始まりケアに終わります。病苦に悩む患者のための医学にとって大切なのはケアです。キュアは一時的に顔を出すに過ぎないのです。ケアの本体は患者に対する共感と思いやりです。共感は目の前の患者の悲哀、苦しみに対して、援助して救おうという気持ちを持つことですが、援助しよう、治したいと思う気持ちはやがて祈りに純化されます。祈りは神仏に願うことと強く希望することです。ケアは宗教との接点も持っています。すべての人間は他者を思いやる心を持ち、助けるために起こした何らかの行動が介護の形となります。

すべての人間は母親から生まれます。そして、母親から無私の愛情を注がれて育ちます。他者への思いやりの心は、実は母親によってはぐくまれるのです。キュアが父性的なら、ケアは母性的であるのです。

3　医療のサブカルチャー

近年、西洋医学主流の医療科学に対して人々が懐疑的になり、幻滅を抱くようになり、これまで裏通りに存在していた代替医療が、すぐさま生命に危険の及ばない慢性的な病気の治療に登場してきました。代替医療は近代西洋医学以外の医療法ですから、西洋医学によって構築された医療文化をメインとすれば、サブカルチャーです。科学的な医療に対する幻想の呪縛から解き放たれたかのように、特に西洋医学が盛んであった米国に登場したことは興味深いことです。一九世紀の「科学の時代」の頃に遡ったかのように、心霊療法、ホメオパチー・メスメリズム、鍼、漢方などの種々の医療が登場しました。

もともと東洋には中国医学やアラビア医学に属する伝統医療が民族の歴史と伝統になり、生活の一部として残されていました。中国系の漢方、按摩・マッサージ、鍼灸、気効、指圧、インド系のアーユルヴェーダ、ヨーガ、アラビア系のユナニなどが挙げられます。

健康の願いはいつの時代でも同じで、日常生活に存在するおまじない、おみくじ、宮参り、湯治、民間療法などまでもが精神身体的な救い・癒しの方便として残っています。また、瘤封じ、子宝授かり、水子供養などの民間信仰は洋の東西を問わず存在しています。医療技術の発達とは関係なく、人々の生活の一部に、癒しを与える場を先人が残してくれたのです。人々は心身の癒しを求めて草や花を育て、水に触れ、星を見上げ、自然の中に解決法を探ってきました。具現化する形で、宗教を問わず、医療の神々が世界に存在します。

真摯に病気と闘う癒し人・ヒーラーは、西洋医学の浸透、普及していない地域にみられるのかもしれません。古代の医学同様に、悪霊が取りついて病気になるという疾病観ですから、悪霊を取り除くことが求められます。前提として悪霊は患者にとって有害ですが、癒し人には無害です。患者の身代わりとなって自分の命を懸けて悪霊と戦い、取り引きをして患者の体から出ていって頂くのです。彼らの治療は癒しの儀式で、患者の病気を克服するというショーを演じるのです。

三　東洋と西洋の医学

東洋と西洋の二つの医学を比較して単純化すると、以下の通りです。

東洋医学の対象は病人・患者で、西洋医学のそれは病気です。医学思想の考え方の違いによるもので、病気を東洋医学は全身の体内バランスの異常と捉え、病気になる前よりも健康になることを目的とし、西洋医学は病める臓器の改善が目的でした。

農耕民族にとって田畑の耕作に人の数倍の力を発揮する牛馬は貴重な存在で、食用目的で飼育することはありませんでした。狩猟民族のように牧畜し、牛、馬などの家畜を解体して食料とする文化が育たなかったのです。仏教の教えが殺生を禁じたことも関係しています。我が国では、幕末になるまでは腑分けが許可されず、人体内部はブラックボックスのままでした。イタリア・ルネッサンスに遅れること、およそ二五〇年です。

遊牧民は家畜を処理するとき、一滴の血も無駄にしない技術を今でも持っています。臓器をみれば、モルガーニ（一八世紀、イタリアの解剖学者）のように大きさ、重さの違いと病気の関連性を想像し、ビシャー（一九世紀初め、フランスの解剖学者）のように病気の局在に考えが及ぶようになります。個々の臓器の機能にも考えが至るようになるのです。人体解剖に基礎を置く西洋医学は、病気を分析的に身体の構成要素の異常と捉え、病変のある箇所（臓器など）を切り離すか、病気のない元の状態に戻すことを目標とするようになり、医療技術の開発、発展に進みました。一方、ブラックボックスを開けなかった漢方に代表される東洋医学は思弁的傾向が強くなり、技術的に劣っていても、養生などの知恵を働かせることは西洋に劣ってはいませんでした。

四　癒しと祈り

生物はすべて命を守り、つないできました。医療関係者の使命は死までの時間を延ばすこと、聖職者の仕事は死後の世界を語ることです。地獄の業火、閻魔大王のことや、天国・極楽浄土のことを語ることを使命としています。古代の医学では、医療は宗教とは区分されず、医師は神官の職を兼ねていました。

キリスト教に見る癒しの行為は、治療者イエスが病者に「手を触れ、言葉をかける」ことであると新約聖書の福音書に記されています。手を触れること（手当て）は身体的な治療行為キュアを意味し、言葉をかけることは精神的なケアを意味し、癒しは精神的なケアの結果として「救い」をもたらすのです。ルカによる福音書には長年患っていた重い皮膚病、中風、盲目、心の病をイエスが治したと書かれています。この癒しは、キリスト者の日野原重明によれば、医療行為そのものが目的ではなく、愛と哀れみの心をもって、当人の癒されたいと願う意欲に応えたわざです。

現代医学に癒しが登場したのは、それまでの技術としての医術の「治りさえすればいいではないか」という態度に患者が満足せず、精神的なケアによる救いを求めるようになったためです。古代ギリシャの神殿医療やヒポクラテスの医療中に包含されていた癒しの考えが、見直され、現代の医療界に再登場したのです。

肉体的、精神的、社会的、宗教的にも健康な人が肉体的な病を得たとき、治るのだろうか、治らなかったらどうなるのか、もしも死んだら残された家族はどうなるのかなどという精神的不安、仕事や社会から隔絶された疎外感など社会的な不安、死にゆくことへの不安感、死後の世界にたいする悩みを持ちます。これをスピリチュアルペインといい、これに対応するのがケアです。

宗教は生者必滅が世の常であることを説き、いかに苦痛なく最期を迎えられるか、洋の東西を問わず、宗教は天国や極楽、煉獄、地獄の死後の世界を描いてみせ、魂の救済という不安を除く働きをします。

癒しは医療の仕事ですが、救いは専ら宗教の仕事です。病院制度が宗教と密接に関連し、医療と宗教が病院内に共存する西欧の病院にはチャプラン（病院付き牧師）が常駐しています。患者とその家族の精神的悩みを共有し、患者の死生観と宗教観に基づく死に対する心の準備を援助し、患者の死を受容する患者家族の心を支えているのです。しかし、我が国では日常生活への宗教の浸透度は葬儀や法事を除けばきわめて少なく、僧侶などが病院に入ることは憚られ、医療現場では医師、看護師がチャプランの役割さえも果たさなければならない場面があります。一九世紀末のアメリカのある医学部の卒業式で、新たな医師として世に出ようとしている学生に、牧師や司祭職としての役割もあるということが説かれたといいます。これは当時の医学知識に限界があることを医学部の教師たちが自覚していたからです。院内の心理カウンセラーはたしかに心理的な悩みの相談には対応しますが、チャプランとの違いは祈りのないことです。祈りが患者の治療に効果があるのかという実験が米国で行われ、確定的ではないが、効果を支持する方向の結論が得られたといいます。藁をも摑む祈りは無駄にはならないようです。

翻って今日の日本の医療では、医療の場に宗教関係者が入っていくことはまだ普及していません。日本の仏教が江戸時代からの政策により葬式法事を担当するだけで、病院に僧侶が入ることは珍しく、却って縁起でもないと敬遠されることもありました。しかし、近年、僧侶をメンバーとするＮＰＯの活動として、ビハーラなどの仏教系のホスピスの設立、僧侶の病院訪問がみられるようになり、患者は死に対する不安をなくし、苦しむことなく安らかに死を迎えられるようになってきました。

日本人は、日常生活の一部として、社寺へ参詣し新生児、新車、厄年のお祓いを受け、受験、交通安全、家内安全、厄除けなどのいろいろの目的のためにお守り・護符を身につけています。もとよりその効験を頭から信頼しているわけではありませんが、これらの行為によって精神的な安定を得ているのです。同様のことが臨床の現場以外の場で、医療の一部として考慮される時代になったのです。

五　不治の病と癒し

医学史をみますと、大きな時代毎に流行する病気があります。いずれも最終的には自然消滅または予防を含む治療行為によりある程度の減少という結果を迎えますが、その時代に生きる人にとって当時の医学が非力で、治癒に至らない病気があるのです。その時代を生きた人々は、病気を、どうにかすれば治る病気とどうにもしようのない不治の病とに分類しました。

癒しのケアは不治の病にかかった人の不安を和らげ、心を安らかにする働きかけでした。宗教と医学が完全に分離した社会にあっては、本来宗教の領分であるはずの魂の安らぎ、救済を医療が担うことは医療に加重の負担を強いることになります。

西欧中世末、病気は①自然に治る病気、②治るためには医師の技術が必要な病気、③医師の技術が及ばない不治の病気の三つの範疇に分類されました。必然的に死に至る病に対して、医師の技術は無力であり、この場合の対応は医師の能力の及ぶ範囲内の介入に限定されてきました。ところが医学は二の初めに述べたように科学の一部ですから、進歩し続けます。そのため、②の領域を拡大し③の領域を狭くすることにことさら熱心でした。

患者や家族は治って当たり前と考え、一〇〇パーセントの安全性を望みますが、医師や看護師といった現場を知るものは、医療は元来不確実さがつきまといはかないことを知っています。医学史は医療の華やかな面にのみスポットライトを当てますが、実は治せる病気は限定されており、いまでも風邪さえも完全には治せないことを知らなければなりません。医療と現実のギャップ、すなわち結果が悪いとすぐ訴訟という悪循環を断つ必要があります。二〇〇六年、福島県の公立病院で帝王切開手術中に患者が死亡したことで、産婦人科医が逮捕され、刑事事件として起訴されました。このような事例が、自尊心と良心で地域医療を支え続けてきた医師の意欲を削いで、高リスクの症例にチャレンジしようとせず、保身に向かわせることになるであろうと容易に予想できます。現在の日本の医療が低医療費、高度医療という、患者にとっては理想的な、逆に医療関係者にとっては過酷な現状であることを知る必要があります。時間的余裕のなさは患者とのコミュニケーションの不足を招き、相互不信の温床になります。日本では医師や看護師の数が少なく、多忙な現場では、ゆっくりと患者の話に耳を傾け、十分な説明の時間を取ることは簡単ではありません。医師と患者の信頼関係が希薄になりつつあるのです。

古人は常識として医療に今日ほどの過度の期待は寄せていませんでした。その分、癒しの担当領域が広く、たとえ不幸な結果に終わったとしても、患者家族は納得していたのです。しかし、現代のように過度の期待を寄せると、何故治せないのかという怒りに転換することがあります。人の死という絶望の極みにあるとき、絶対者の力を想定するキリスト教や仏教は、人としての自分の非力を嘆き、超越者に任せることを教えます。死後の世界の描き方に差異はあるでしょうが、癒すことには違いありません。

砂原茂一は、ルイス・トマスによる治療についての分類と、杏林に昔から伝えられている「時に癒し、しばしば支え、つねに慰む」という金言とを対応させて、癒しは高度技術、支えは中間技術、慰めは無技術に相当すると考えました。高度技術とは先端技術ではなく病気そのものの本質に迫って確実に患者を治すことのできる医療をさしていると註を入れています。

今から生活習慣病になって大騒ぎをして多額の薬代を払うよりも、予防するほうが医療費の節約にもなりますが、健康増進や疾病予防にも限界があることを承知しなければなりません。生きがいを感じるような生活を送れるようにすることが重要なのです。

六　癒しの展望

「癒し系」という言葉が示す現代の流行としての癒しは、宗教的な救済ではなく、いい気持ち、心地よく苦痛がないという精神的な安らぎ程度の意味しかありません。

医療界の大きな変革のなかで、医療関係者は単に治療にのみ力を注ぐのではなく、患者を全人的にみるという視点に立って、行動しなければなりません。癒しの意味を深く考えた医療の実践が望まれます。

高齢者や癌患者のターミナルケアでは、心・精神や感情によって、病状が左右されることがしばしばであり、心や精神のケアも医療の一環と考えられています。身体と精神・心の健康を保ち、活力と喜びに満ちた人生を送るためには、医療関係者の楽天主義、傍にいるという安心感、のほかに、自律系神経、ホルモン系、免疫系に働きかける音楽や絵画などの芸術によるリラクセーションが注目されています。

現実の医療の現場では、国際的に比較しても明らかに不足している医師や看護師個々人に課せられる過重労働による弊害が叫ばれています。勤務がきつく、リスクを伴うことが多い診療科の代表である産科医・小児科医の不足が現実のものとなってきました。医療崩壊や国民皆保険制度の破綻が叫ばれる中、一歩間違うと癒しの医療などということが、世迷言の時代になるかもしれない状況を変えることも重要な方策です。

これからも医療が単なる自然科学的な方法によってのみ満たされるものではなく、精神的・倫理的な要素も考慮してゆくことが求められるのですから、患者のQOL（Quality Of Life＝生命と生活の質）の向上のために、医療関係者は改めて次の言葉を肝に銘じなければなりません。

時に癒し、しばしば支え、つねに慰む

参考文献

(1) 白川静『常用字解』平凡社、二〇〇四年
(2) 吉松和哉『医者と患者』岩波書店、一九八九年
(3) 鈴木七美『癒しの歴史人類学』世界思想社、二〇〇二年
(4) 日野原重明『現代医学と宗教』岩波書店、一九九七年
(5) キャッセル『癒し人のわざ』新曜社、一九八一年
(6) 池辺義教『医学を哲学する』世界思想社、一九九一年
(7) 馬場恵二『癒しの民間信仰』東洋書林、二〇〇六年
(8) 砂原茂一『医者と患者と病院と』岩波書店、一九八三年

II

肥満症を防ぐ

――現代に生きる養生訓――

山田研太郎

一　健康な肥満と病的な肥満

1　福の神から悪役へ

七福神のなかで恵比寿、大黒天、布袋の三神は、古来ふくよかな肥満体で表されてきました。なかでも布袋尊の大きなお腹は布袋腹と呼ばれ、めでたいものとされています。飢饉と飢餓に繰り返し脅かされた時代にあっては、肥満が富と幸福の象徴であったのは当然のことといえましょう。しかし近年、肥満により引き起こされる様々な病気が急激に増加し、肥満の克服が日本人の健康と生命を守るための重要な課題となっています。

平成一六年度の国民健康・栄養調査では、一〇年前二〇年前と比較して、男性は二〇代から七〇歳以上まで各年代とも肥満率が上昇し、特に最近一〇年間の増加が顕著でした。四〇代、五〇代は肥満者が三〇パーセントを超え、三〇代も二九パーセント、二〇代でさえ二〇パーセントに達します。調査対象とならない二〇歳未満でも男性肥満者の増加が報告されています。このままでは、生活習慣病患者が益々増えるのは間違いありません。

一方女性については、六〇歳未満は各年代とも肥満者が減る傾向にあり、特に四〇歳未満では肥満者の比率をやせの比率が上回っています。若年女性の過度のやせ志向は別の面で健康問題を引き起こしていますが、肥満症に関する限り若年男性よりはるかに良好です。しかし、女性は年齢が進むとともに肥満者が急激に増加し、閉経後は男性とほとんど差がなくなります。

2　男性型肥満と女性型肥満

肥満の程度を表す指標として体格指数（body mass index, BMI）があります。体重（kg）を身長（m）の二乗で割った値で、一八・五未満をやせ、二五以上を肥満と判定します。身長と体重だけから計算できる便利な指標であり、最近広く用いられるようになりました。一般的に言えばＢＭＩが高いほど重症の肥満であり、ＢＭＩ三〇以上は高度肥満と呼ばれます。しかし、ＢＭＩは肥満を量的に捉えるだけであり、肥満の質を表すことはできません。スタイルの良し悪しはともかく、医学的に問題となる肥満は生活習慣病を引き起こす病的な肥満症です。

実際、肥満には健康的な肥満と不健康な肥満があります。最も体重を気にするのは若い女性でしょうが、若年女性に多い臀部から下肢を中心とする脂肪蓄積は皮下脂肪型肥満であり、病気を引き起こすことはめったにありません。これに対し、中年男性に典型的にみられる内臓脂肪型肥満は、腹腔内脂肪が蓄積し糖尿病や高脂血症、高血圧など、さまざまな病気の原因となります。

内臓脂肪の蓄積を簡単に知るにはウエスト周囲径を測ります。男性は八五センチメートル以上、女性は九〇センチメートル以上あると内臓脂肪型肥満の疑いがあります。従来、内臓脂肪型肥満は中年以降に起こるのが常識でした。しかし最近は、特に男性においては、若い世代から見られるようになりました。

平成一六年度の国民健康・栄養調査では、ＢＭＩ以外にウエスト周囲径による内臓脂肪蓄積の評価が行われました。その結果は、二〇歳以上の男性の実に五二パーセントがウエスト周囲径八五センチメートル以上でした。ＢＭＩ二五以上の肥満者に限ると九五パーセントが八五センチメートル以上、ＢＭＩ二五未満でも約三分の一は八五センチメートル以上でした。一方、女性のウエスト周囲径は基準値が九〇センチメートルであることもあり、基準を超えたのは一九パーセントで、ＢＭＩ二五以上でも三分の一以上が基準値未満でした。

3　内臓脂肪の功罪

消化された食物は小腸で吸収され、その多くは腸間膜に存在する血管を通って肝臓に運ばれます。肝臓に到達した栄養素は、一部が肝臓内に蓄えられ、残りは全身の臓器で利用できる形にされ血液中に再び送り出されます。内臓脂肪の多くは腸間膜に房状にぶら下がる形で存在しています。絶食により肝臓内に蓄えられた栄養素が底を突いた時や、運動によって過剰なエネルギーが必要な状態になると、内臓脂肪が自動的に分解され、あたかも食事をとったかのように、栄養素が血管を通って肝臓に運ばれます。内臓脂肪は効率の良い栄養の備蓄です。栄養不足状態では皮下脂肪もある程度はエネルギー源として利用されますが、腸間膜に存在する内臓脂肪が優先的に利用される仕組みになっています。

このように、内臓脂肪は栄養素を蓄える有用な存在ですが、現代日本のような飽食の環境下では、過剰蓄積による弊害が目立ってきます。栄養素が十分足りているのに内臓脂肪からさらに栄養素が供給されると、本来使われるべきブドウ糖が使用されず、血糖値が上昇します。また、内臓脂肪から肝臓に送り込まれた脂肪酸が血清脂質に組み込まれると、高脂血症が起こることになります。そのうえ、内臓脂肪からはインスリン作用を妨害し糖尿病を発症させる作用を持つＴＮＦ－αや、血液を固まりやすくするＰＡＩ－１（パイ・ワン）といった、有害な物質が血液中に放出されます。

内臓脂肪から血液中に分泌されるもののなかには有益な物質も存在します。糖尿病発症を抑制し、動脈硬化を予防する作用を持つアディポネクチンはその代表です。しかし、残念なことに、内臓脂肪がたまって脂肪細胞が拡大すると、アディポネクチンを産生する能力はかえって減退します。やせて内臓脂肪が少ない人のほうが小型脂肪細胞の比率が高く、アディポネクチン産生量が多いのです。こうして、内臓脂肪がたまりすぎると、有害物質が増え有益な物質は減ることになります。

二　メタボリックシンドローム

１　内臓脂肪から生まれた三兄弟：糖尿病、高血圧、高脂血症

かつては、日本人の死因の第一位は癌でしたが、動脈硬化により引き起こされる心筋梗塞や脳梗塞の割合が増加し、心疾患と脳血管疾患を合わせると全死因の約三〇パーセントを占め、癌に匹敵するようになりました。心筋梗塞や脳梗塞を引き起こす原因としては、高コレステロール血症が注目され

てきましたが、実際にはコレステロールが主な原因と考えられる例はあまり多くありません。最近増加しているのは、糖尿病や高血圧があったり、中性脂肪（トリグリセライド）が高いような人です。そして、その背景に内臓脂肪型肥満の増加があることはまず間違いありません。内臓脂肪型肥満は、糖尿病、高血圧、高中性脂肪血症を引き起こす共通の原因です。

肥満、糖尿病、高血圧、高中性脂肪血症、これらの四つの危険因子のうち一つだけであれば心疾患・脳血管疾患を発症する率はそれほど高くありませんが、二つ以上重複すると危険度が急上昇します。三因子以上を併せ持つ人では、危険因子をまったく持たない人に比べて、発症率は三六倍に達します。全米コレステロール教育プログラム（National Cholesterol Education Program, NCEP）がこのような病態を「メタボリックシンドローム」と名づけ、診断基準を発表して以来、その病的意義が広く認識されるようになりました。

2　軽い病気も重なると怖い

メタボリックシンドロームは内臓脂肪蓄積によって引き起こされる病気です。四つの危険因子を並列するのではなく、内臓脂肪蓄積を必須項目として、残りの血糖、血圧、脂質の三つのうち二つ以上に異常が認められるときメタボリックシンドロームと診断するのが、日本の診断基準です。したがって、診断に当たってまず行うことは、ウエスト周囲径の測定です。内臓脂肪蓄積の目安は、健康・栄養調査と同じく、男性は八五センチメートル以上、女性では九〇センチメートル以上とされます。女性のほうが五センチメートル大きいのは皮下脂肪が多い分です。

血糖については、いわゆる糖尿病予備群にあたる空腹時血糖値一一〇mg/dl以上を異常とみなします。血圧も境界型高血圧の一三〇／八五mmHg以上を異常とします。血清脂質については中性脂肪が一五〇mg/dl以上であるか、あるいは善玉コレステロールといわれるHDLコレステロールが四〇mg/dl未満のときに異常とします。

わが国においてもメタボリックシンドロームはきわめて多く、平成一六年の調査では、メタボリックシンドロームが強く疑われるものとその予備群を合わせると一、九六〇万人と推定されました。男性の方が女性より多いですが、男女とも四〇歳以上で高率でした。

メタボリックシンドロームの恐ろしいところは、気がつかないうちに動脈硬化が進むことです。誰でも年を取ると、多かれ少なかれ動脈硬化が起こるのは避けられません。しかし、メタボリックシンドロームがあると、年齢以上に動脈硬化が進行します。動脈硬化は動脈が細くなり詰まってくる病気で、心臓で起これば心筋梗塞、脳の血管なら脳梗塞など、命に関わる重い病気の原因となります。

三　「養生訓」に学ぶ食事療法

1　日本史に残る肥満と糖尿病

メタボリックシンドロームは現代の西欧化した食生活と、自動車の普及や家事の電化による運動不足がもたらした生活習慣病です。しかし、病的な肥満症や二型糖尿病が昔の日本にまったくなかったわけではありません。歴史に残る日本最初の糖尿病患者は藤原道長（九六六〜一〇二七）とされています。

「この世をばわが世とぞ思ふ望月の欠けたることもなしと思へば」と栄華を極めた道長であれば、糖尿病であっても不思議はありません。一九九四年に神戸で開催された「第一五回国際糖尿病会議」の記念切手は、道長とインスリンの結晶をデザインしたものでした。

少し時代が下りますが、鎌倉時代の作とされる「病草紙」残欠には、京の七条あたりにいた借上（高利貸）の女が、美食、大食を続けたためにひどく肥満してしまい、お付きのものに支えられて、汗を流しあえぎながら歩く様子が描かれています。

2 福岡藩の実証的学者

江戸時代に貝原益軒によって書かれた「養生訓」には、健康的な生活習慣によって病気を防ぐ方法が具体的に述べられています。益軒は一六三〇年に福岡藩医貝原寛斎の五男として生まれ、幼少のころから書物に親しみ、成長して福岡藩に仕えました。本草学（薬学）や朱子学を学び非常な博識でしたが、書籍だけにとらわれず自分の目で見、手で確かめるという、実証精神にあふれた学者でありました。「養生訓」は一七一三年、貝原益軒が八三歳のときに完成されたものです。八巻から構成され、医学、本草学、歴史学などの広範な学識と自らの経験に基づき、健康的な生活の営み方を説いています。

「人身は至りて貴くおもくして、天下四海にもかへがたきものなり」ということばは、近代ヒューマニズムの精神そのものと言えましょう。

三〇〇年前の江戸時代といえば、さぞ質素な食事をとっていたろうと想像されるかもしれませんが、元禄時代（一六八八〜一七〇三）を過ぎたこの時期には、福岡藩の食生活はかなり贅沢なものになっていたようです。その上、太平の世の武士階級には運動不足になるものが多かったのでしょう。「養生訓」を読むと、今日の生活習慣病の予防につながる知恵をたくさん発見できます。

たとえば、腹八分目の勧めです。

飲食は飢渇をやめんためなれば、飢渇だにやみなば其上にむさぼらず、ほしゐままにすべからず。珍美の食に対すとも、八九分にてやむべし。少のみくひて味のよきをしれば、多くのみくひてあきみちたるに其楽同じく、且後の災なし。（巻第三　飲食上）

節制を勧めるだけでなく、よく味わうことによって多く食べるのと同じだけの楽しみを得ようというところが、人生の喜びを尊重する益軒らしいところです。

人生日々に飲食せざる事なし。常につゝしみて欲をこらへざれば、過やすくして病を生ず。古人禍は口よりいで、病は口より入といへり。口の出しいれ常に慎むべし。（巻第三　飲食上）

これも名言。口は禍の元であるだけでなく、たしかに病気の元でもあります。

3　世界の中での日本人の体質

江戸時代の福岡は中国・朝鮮に向けて開かれた玄関でした。江戸へ向かう朝鮮通信使は、対馬、壱岐を経て必ず福岡藩内を通過しました。益軒は福岡藩にあって朝鮮通信使への饗応を担当し、海外の文化・習慣に直接触れられる立場にありました。「養生訓」完成二年前の一七一一年にも、家宣の将軍就任を奉賀する第八回朝鮮通信使の一行五〇〇名が相島（現在の新宮市沖）に滞在しています。益軒は「養生訓」にこう記しました。

中華、朝鮮の人は、脾胃つよし。飯多く食し、六蓄の肉を多く食つても害なし。日本の人は是にことなり、多く穀肉を食すれば、やぶられやすし。是日本人の異国の人より体気《たいき》よはき故也。（巻第三　飲食下）

衰弱虚弱の人は、つねに魚鳥の肉を味よくして、少づゝ食ふべし。諸獣の肉は、日本の人、腸胃薄弱なる故に宜しからず。多く食ふべからず。（巻第三　飲食上）

日本人は体気が弱く胃腸が薄弱であるので食べ過ぎてはいけないし、特に肉は良くないというのは本当でしょうか。中国人、韓国人と比べるのはむずかしいのですが、欧米白人と比較するなら、それは今日でも事実といえます。

日本ではＢＭＩ二五以上を肥満としますが、欧米の肥満の基準はＢＭＩ三〇以上です。肥満者が増えたと言っても、欧米に比べれば日本人はまだまだ肥満度が低く、ＢＭＩ三〇以上は成人人口の二～三パーセントに過ぎません。しかし、日本でＢＭＩ二五以上を肥満と判定するのは、平均肥満度が低いためだけではありません。日本人はわずかな体重増加で糖尿病、高血圧、高脂血症などの病気が起こるからです。その理由は二つあります。

第一に、同じＢＭＩであっても、日本人を含むアジア系民族は欧米白人に比べて体脂肪率が高く、特に内臓脂肪が多く蓄積されます。すなわち、日本人の多くは余ったエネルギーを腹腔内脂肪として ため込みやすい体質を持っているのです。これは食糧難の時代を生き延びるには適しており、長い農耕民族の歴史の中で選択され強化されてきた体質なのでしょう。しかし、かつて歴史上存在しなかったような過食の時代を迎え、この優れた体質が病気を引き起こすもとになったのです。

第二はインスリンを分泌する力が弱いことです。インスリンは膵臓のランゲルハンス島から分泌されるホルモンで、血糖値に応じて血液中に分泌され、血糖を低下させる作用をもちます。このホルモンが不足すると血糖値が上昇し糖尿病を発症します。欧米白人と比較すると、日本人の血液中のインスリン濃度は明らかに低値です。食事に伴うインスリン分泌反応も鈍い人が大勢います。もちろん個人差がかなりありますが、日本人のインスリン分泌能力が平均して低いのは、従来の食生活をおくっている限り、インスリンを大量に必要とすることがほとんどなかったためでしょう。

日本人のこれら二つの体質的特徴が、食生活の欧米化に伴い、欧米以上に糖尿病が増加した原因と考えられます。すなわち、内臓脂肪型肥満と食べすぎによるインスリン需要の増大は、一時的にはインスリン分泌の増加で代償されますが、やがて代償不全に陥り糖尿病をまねくというメカニズムです。

国民健康・栄養調査によると、炭水化物の摂取量は二〇年間で約二〇パーセント減少しましたが、脂肪は逆に増加しています。特に動物性脂肪の摂取量が三〇パーセント増加しており、これが肥満や糖尿病が増加した大きな原因と考えられています。日本人には魚や鳥の肉が合い、獣の肉は控えるべきだという説も、栄養学的に的確なアドバイスといえるでしょう。獣肉の脂肪には動脈硬化を促進する飽和脂肪酸が多いのに対し、魚には血液を固まりにくくし動脈硬化を予防する効果があるn－3系の不飽和脂肪酸が多く含まれています。鶏肉も牛豚の肉よりはよいでしょう。我々が栄養士とともに行った聴き取り調査においても、肥満者の食生活の特徴は緑黄色野菜の不足と動物性脂肪の取りすぎでした。特に食べ過ぎているのは牛豚の肉であり、魚はむしろ少ない結果でした。このような栄養のアンバランスが、日本人の健康を蝕んでいるのです。

4　菓子は小食、酒は微酔

日本人の食生活の大きな問題点は、食塩が多すぎることでした。益軒は薄味を勧めます。

凡《すべて》の食、淡薄なる物を好むべし。鹹《しおはゆ》き物多ければ血かはき、のんどかはき、湯水多くのめば湿を生じ、脾胃をやぶる。塩と酢と辛き物と、此三味を多く食ふべからず。（巻第三　飲食上）

最近は食塩摂取量が徐々に減少する傾向にあり、平均すると男性は一日当たり一二グラム、女性は一〇グラム程度になりました。しかし、一七グラム程度以上を摂取している塩辛い物好きの人もまだまだ多くいます。

デザートについてはこう述べています。

飯後に又茶菓子ともち・餌《だんご》などくらひ、或後段とて麪類など食すれば、飽満して気をふさぎ、食にやぶらる。是常の分量に過れば也。茶菓子・後段は分外の食なり。少食して可也。過すべからず。もし食後に小食せんとおもはゞ、かねて飯を減ずべし。（巻第三　飲食上）

九州北部は昔からお菓子の多い土地です。当時も福岡には美味しい茶菓子がたくさんありました。少しは食べてもよいが、その分だけご飯を減らしなさいということで、現在の栄養指導でも同じような説明をすることがあります。ただし、あくまで「小食」でなければいけませんが。

健康的な食生活には三食のバランスが大切です。最近は朝食を抜かし、一日の栄養の大半を夕食でとる人が増加しています。朝食を食べない割合は男女とも二〇代で最も高く、男性で約三割、女性で約二割です。二〇代の一人暮らしに限ると、男性では約七割、女性では約三割が朝食をとらないといいます。

夕食は朝食より滞りやすく消化しがたし。晩食は少なきがよし。かろく淡き物をくらうべし。（巻第三　飲食上）

夜食は最も良くありません。夜食を止めるのは、肥満症の食事療法の重要なポイントです。

夜食する人は、暮て後、早く食すべし。夜食せざる人も、晩食の後、早くふすべからず。凡夜は身をうごかす時にあらず。飲食の養を用ひず、少うゑても害なし。（巻第三　飲食上）

夜は「少し飢えても害なし」と明解に言い切ります。まさにその通りです。夜間は脂肪が蓄積しやすい時間帯です。肥満症を予防するには、夕食の食事量を減らし、食べてから寝るまでの時間をあけるのが効果的です。それにより起床時に空腹になり、朝食をとる健康的な食習慣が生まれるのです。
我が家にては、飲食の節慎みやすし、他の饗席にありては烹調・生熱の節我心にかなはず。さい品多く過やすし。客となりては殊に飲食の節つつしむべし。（巻第三　飲食上）
客となりて、あるじ心を用ひてまうけたる品味を、箸を下さゞれば、主人の盛意を空しくするも快からずと思はゞ、飯を常の時より半減してさいの品味を少づゝ食すべし。（巻第三　飲食上）
江戸時代とはいえ、福岡の町では客として外食する機会も多かったのでしょう。失礼にならないよう、少しずつ箸をつけるようにという助言です。
飲酒も少量であれば害はないが、度を過ごしてはいけません。半開の花のように、益軒はつねに控えめを尊びます。
酒は微酔にのみ、半酣をかぎりとすべし。食は半飽に食ひて、十分にみつべからず。（巻第一　総論上）
古人の曰、酒は微酔にのみ、花は半開に見る。此言むべなるかな。酒十分にのめばやぶらる。少のんで不足なるは、楽みて後のうれひなし。花十分に開けば、盛過て精神なく、やがてちりやすし。（巻第二　総論下）
それでは煙草はどうでしょうか。
烟草は性毒あり。病をなすことあり。又火災のうれひあり。習えばくせになり、むさぼりて、後には止めがたし。初めよりふくまざるにしかず。貧民は費え多し。（巻第四　飲食下）

断固として禁煙を説きます。食後の一本くらいは良いなどと言わないところが益軒の見識です。喫煙は肺癌を引き起こすだけでなく、動脈硬化を悪化させるので、肥満症では特に好ましくありません。

食物の気味、わが心にかなはざる物は、養とならず。かへつて害となる。たとひ我がために、むつかしくこしらへたる食なりとも、心にかなはずして、害となるべき物は食ふべからず。（巻第三　飲食上）

しかし、食事はおいしくなければいけない。いくら健康に良いという食事でも、食べるのが苦痛になるようでは滋養にならないと益軒は言います。

四　「養生訓」に学ぶ運動療法

肥満症の予防は食事療法が基本ですが、食事だけでは内臓脂肪はなかなか減りません。効率的に内臓脂肪を落とす秘訣は食事と運動の組合わせです。ところが、最近の調査では運動習慣のある者の割合は、二〇～五〇代男性、二〇～四〇代女性で低く、比較的若い年齢層で運動不足の傾向が続いています。

食後に歩行などの有酸素運動を行うのが最も効果的であることは、医学的に証明されています。益軒も長生きするには食後の歩行がよいと言います。

朝夕の食後に久しく安坐すべからず。必ねぶり臥すべからず。久しく坐し、ねぶり臥せば、気ふさがりて病となり、久しきをつめば命みじかし。食後に毎度歩行する事、三百歩すべし。おりおり五六町歩行するは尤よし。（巻第二　総論下）

三〇〇歩では少なすぎるようですが、八三歳時の書であることを考えれば納得できます。

一方、重いものを持ち上げるような無酸素運動も、適度に行えば筋肉量を増し基礎代謝を高め、肥満症を予防する効果があります。しかし、血圧が瞬間的に上昇し、心臓や血管に負担をかけることがあるので、高齢者には勧められません。食後の強い運動は消化の妨げにもなります。「養生訓」はこう述べています。

飯後に力わざすべからず。急に道を行べからず。又、馬をはせ、高きにのぼり、険路に上るべからず。（巻第三　飲食上）

肥満はエネルギー摂取量がエネルギー消費量を上回った結果であることは当然ですが、日本人のエネルギー摂取量は約三〇年前に最大となり、その後は減少傾向にあります。したがって、現在の肥満の増加はエネルギー消費量の低下、すなわち運動不足が主な原因といえます。

心肺機能を鍛えるには、中等度ないし高強度の有酸素運動を、一回につき二〇～六〇分、週に三～五日行う必要があります。しかし、肥満症とそれにともなう合併症の予防、治療が目的であれば、もっと軽い運動であっても十分効果が期待できます。もともとの身体活動量がきわめて低い人たちは、歩行程度の軽い運動を週に一五〇分程度行うことから始めるのが良いでしょう。

空腹時に運動するほうが脂肪分解が盛んになりますが、空腹時の運動では過度な脂肪分解が身体に負担をかけることがあります。したがって、益軒の言うとおり、運動は食後に行うのが望ましいのです。

五　「養生訓」に学ぶ予防医学の考え方

1　未病を治す

「養生訓」で述べられているのは、全体に予防医学の考え方です。

病なき時、かねて養生よくすれば病おこらずして、目に見えぬ大なるさいはいとなる。良将の戦はずして勝やすきにかつが如し。是上策なり。是未病を治するの道なり。人の身をたもつには、養生の道をたのむべし。針・灸と薬力とをたのむべからず。（巻第一　総論上）

医学が進んだ今日でも、未病状態での予防が理想であることは言うまでもありません。内臓脂肪型肥満はまさに様々な病気の未病状態です。この時期に生活習慣を健康的なものに改め、病気の発症を防ぎたいものです。たとえ病気が始まっていても、自覚症状がない間に健診で見つかったような場合は、食事・運動療法の効果が十分期待できます。養生によって未病を治すという江戸時代の知恵は現代にも生きているのです。

もちろん、生活習慣の改善で十分な効果が得られない場合は、薬を使って治療する必要があります。また、メタボリックシンドロームはほとんど自覚症状がないので、薬を使わず食事・運動療法で治療する人も、時どき病院で検査を受けその効果を確かめる必要があります。健康食品などを用いた自己流の治療だけでは効果はおぼつきません。

2　身体は家来、心は主人

益軒は、心が主人であり身体は家来であるので、家来を働かせ主人は静かに休むべきだと説きます。

心は身の主也。しづかにして安からしむべし。（巻第一　総論上）

心は楽しく身は休めず。心は楽しむべし、苦しむべからず。身は労すべし、やすめ過ぐすべからず。（巻第三　総論下）

実際には、身体を動かさず頭ばかり使っているのが多くの現代人でしょう。ストレスを上手に解消できず、食べることで精神的安定を得ている人も少なくありません。ストレスは肥満症の大きな原因の一つです。

かへらざる事をくやまず、過あらば、一たびはわが身をせめて二度悔ず。（巻第二　総論下）

食後、怒るべからず。憂ひて食すべからず。食して憂ふべからず。（巻第三　飲食下）

睡眠不足も肥満症と深い関係があります。肥満のために睡眠時無呼吸をきたし、眠りが浅くなることがあります。昼間の眠気を追い払うために、絶えずものを食べる人もいます。それに、夜更かしや夜食は肥満と睡眠不足の共通の原因です。肥満症を予防するにも、睡眠障害を解消するにも、規則正しい生活リズムが大切です。

しかし、睡眠については、益軒の考えは少し違っています。

睡の欲をこらえて、いぬる事をすくなくするが養生の道なる事は人しらず。ねぶりをすくなくすれば、無病になるは、元気めぐりやすきが故なり。（巻第一　総論上）

内欲をすくなくし、外邪をふせぎ、身を時々労働し、ねぶりをすくなくす。此四は養生の大要なり。（巻第二　総論下）

寝すぎるのはかえってよくない。睡眠が少ないほうが病気にならないと説きます。もちろん平均的な睡眠時間が今より長かった時代のこと。現代人の睡眠に当てはまるかどうかは疑問です。しかし、どうしても眠れない辛い夜には、眠りを少なくするのが養生の道という益軒の言葉を思い出し、気持ちの余裕を持つのも悪くないのではないでしょうか。

健康は何ものにも代えられない大切なものです。どんなに忙しくストレスが多いにせよ、誤った生活習慣で自分の身体を痛める人が多いのは残念でなりません。

園に草木をうへて愛する人は、朝夕心にかけて、水をそそぎ土をかひ、肥をし、虫を去て、よく養ひ、其さかえを悦び、衰へをうれふ。草木は至りて軽し。わが身は至りて重し。豈我身を愛する事草木にもしかざるべきや。（巻第一　総論上）

III　スローライフ

――癒しの食事――

岩崎昌子

一　はじめに

「サンマが足りないってぇ、学級懇談会の先生からきいたけどぉ、どうすればいいの？」

サンマというのはお魚ではありません。サンマ（三間）つまり時間、空間、仲間を指します。これは香川靖雄先生の「朝食のすすめ」の一節です。朝食を食べない子が増加していますがその理由は「食欲と時間がない」というのです。車や電話がなかった時代に比べると時間が余る計算になるのですが、なぜその逆の時間がたりない現象が起きるのでしょうか？　大人も子どもも忙しい毎日、一体いつ頃からこんなに慌しく気ぜわしい世の中になったのでしょう。

日本における食生活の推移（表1）をみるとインスタント食品が誕生した昭和三〇年代から食生活の簡易性志向がはじまり加工食品の開発も進み、飽食とともに孤食・個食の時代になってきたことがわかります。また、食生活の欧米化は動物性食品および脂質の増加をもたらし、家電や車の普及とともに現代社会が問題とするさまざまな疾病（生活習慣病）を引き起こす原因になりました。

豊かで、便利で、忙しい暮らしの中の一日二四時間、今も昔も変わらぬこの時間を「足りない」にするのか「スローライフ」にするのかは個々人の考え方（心の在り方）次第であり、それによって時間の使い方が変わってきます。インスタント食品・加工食品やファストフードを食べるときと手間ひまかけた料理を食べるとき、人はどちらで癒されるかおのずとわかるのではないでしょうか。

表1　食生活の推移

年　　代	食生活状況	食生活の内容
昭和20年代 （1945〜）	食料の不足時代 （飢餓時代）	アメリカの食料援助 基本食料の増産・雑食時代 国民栄養調査の開始 学校給食（パン・ミルク・おかず）の開始
昭和30年代 （1955〜）	基本食料充足時代 （栄養の充足時代）	国内の食料増産 米の豊作が続く **スーパーマーケット開店** **インスタント食品の出現・簡易性志向始まる** 油脂・肉類の消費が増加
昭和40年代 （1965〜）	欧米型食生活追随時代 （たんぱく質・脂質摂取時代）	米の消費が減少 **食生活の合理化・簡便化・台所の電化** 加工食品ブーム
昭和45年代 （1970〜）	成熟食生活時代 （PFC比理想型時代）	外食産業の急発展・高度成長 加工食品の多種類・少量生産・食の多様化 食品の広域流通・冷凍チルド食品の普及 「日本型食生活」の提唱
昭和60年代 （1985〜）	**飽食の時代** **（食文化見直しの時代）**	「食生活指針」が示される **成人病などの増加・個食化の時代** バブル経済の時代 **食の高級化と簡便化二極分化** 国内の食料需給率低下
平成元年代 （1989〜）	健康・簡便・高級化食生活時代 （知的粗食時代）	健康食品志向・食の安全への関心 食の高級化と簡便化二極分化は続く 輸入食品の増加・国際食時代

二　病院食は癒しの食事？

「癒す」という言葉を『広辞苑』（新村出編、第三版、岩波書店、一九八三年）で引くと「病や傷をなおす。飢えや心の悩みなどを解消する」と記載されています。音楽や絵画で心が癒されるように食事で癒されるのはどんなときなのでしょう。

病院における患者食は、医療の一環として患者の病状に応じて適切な食事を提供し、疾病の治癒、あるいは治癒の促進をして健康回復に貢献しています。通常、病院の食事は一般食と特別食に区分されていますが、特別食は疾病の治療に直接かかわる「癒しの食事」と言えると思われます。しかし、病院食には少なからず不満があるという事実があります。

食事の目的は、①空腹を満たす、②生きるために必要な栄養素を摂る、③嗜好にあった食べ物を食べて満足感を得る等が挙げられますが、「癒しの食事」というと現代的には、③嗜好にあった満足感のある食事ということになってしまうため、病院食に対する不満へ繋がっているのでしょう。

特別食は糖尿食、腎臓食、肝臓食、高脂血症食、胃潰瘍食、貧血食、膵臓食、痛風食などの慢性疾患患者の食事であり、その多くが生活習慣と深い関係があります。

糖尿病の方が食事療法等で血糖値が正常範囲内になり合併症を予防できた症例や、腎臓病の方がたんぱく制限や塩分制限の食事療法をすることで透析を免れたり、病気の進行を抑えることができたといった症例は数多くあります。病気を持った方が自分に合った食事療法をすることで病気の進行を抑え、病気に対する悩みを自分で解消できる食事こそ、医療における「癒しの食事」といえるのでしょう。

しかしながら、現代社会は残念なことに食生活の乱れとそれに伴う生活習慣病の増加に歯止めがかからないのが現状のようです。

三　生活習慣病と「健康日本21」

生活習慣病とは「食習慣、運動習慣、喫煙、飲酒等の生活習慣が、その発症・進行に関与する症候群」と定義されています。

特に近年は、過食と運動不足によるメタボリックシンドローム（内臓脂肪症候群）が男性に急増し、一方で若い女性では体型を重視した痩せが問題になっています。

健康の基本は栄養（食習慣）・運動（運動習慣）・休養（睡眠）が三本柱です。現代社会の問題点を考慮して社会全体で自己管理能力を養う啓発活動が必要です。

その対策として「二一世紀における国民の健康づくり運動（健康日本21）」が策定され、二一世紀における国民の健康づくり運動がスタートしました。二〇〇〇年に発表された「健康日本21」では国民の健康増進、疾病予防および生活の質（ＱＯＬ）の向上を図るために必要な対象分野（九分野）を

表 2　「健康日本 21」の主な数値目標

項　　　　　目		現　状	2010 年の目標
● 栄養・食生活			
20～60 代の男性の肥満者		24.3 %	15 %以下
脂肪エネルギー比率の減少		27.1 %	25 % 〃
食塩摂取量の減少		13.5 g	10 g 未満
朝食欠食者の減少（20 代男性）		32.9 %	15 %以下
野菜の摂取量の増加（成人）		292 g	350 g 以上
カルシウムに富む食品の摂取量の増加(成人)			
	牛乳・乳製品	107 g	130 g 以上
	豆類	76 g	100 g 〃
	緑黄色野菜	98 g	120 g 〃
● 運動・身体活動			
日常生活での歩数の増加	男性	8,202 歩	9,200 歩以上
	女性	7,282 歩	8,300 歩 〃
運動習慣者の増加	男性	28.6 %	39 %以上
	女性	24.6 %	35 % 〃
● 休養・心の健康			
睡眠による休養を充分にとれていない人の減少		23.1 %	21 %以下
● タバコ			
未成年者の喫煙をなくす	高 3 男子	36.9 %	0 %
	高 3 女子	15.6 %	0 %
● アルコール			
多量に飲酒（日本酒 1 日 3 合以上）する人の減少（男性）		4.1 %	3.2 %以下

出所：栄養，運動の項目の現状は『国民栄養調査（1997 年）』より。

表 3　「食生活指針」（大項目）

●食事を楽しみましょう。
●１日の食事のリズムから健やかな生活リズムを。
●主食，主菜，副菜を基本に，食事バランスを。
●ごはんなどの穀類をしっかりとる。
●野菜・果物，牛乳・乳製品，豆類，魚なども組み合わせて。
●食塩や脂肪は控えめに。
●適正体重を知り，日々の活動に見合った食事量を。
●食文化や地域の産物を活かし，ときには新しい料理も。
●料理や保存を上手にして無駄や廃棄を少なく。
●自分の食生活を見直しましょう。

出所：文部省，厚生省，農林水産省，2000 年。

設定し、二〇〇一年から二〇一〇年の一〇年間で達成する具体的な目標を定めています（表2）。また、新しい食生活指針が同年に発表されました（表3）。

四　ファストフードとスローフード

ハンバーガー、ドーナツ、フライドチキンなどのように、素早く提供できる、手軽な食事であるファストフードの日本における消費量は米国と並ぶといわれています。

ファストフードの代表格であるマクドナルドは一九四八年一号店が開店以来、二〇年後には一、〇〇〇店、それが今日では世界中に三万店以上もあるのだそうです。

それに対してスローフードは六〇年代半ば、イタリア北部のブラという小さな町で起こった運動です。首都ローマにマクドナルド一号店が開店したことをきっかけに始まり、世界的なスローフード運動につながっていきました。

二〇〇四年に肥満大国アメリカで公開されたドキュメンタ

リー映画「スーパーサイズミー」は「一ヶ月間、一日三食、四つのルールを守ってマクドナルドのメニュー以外は食べない」を監督兼被験者が実行した記録映画です。「四つのルール」とは①一日三回マクドナルドの商品を食べること、②マクドナルドのメニューの全てを一度は食べること、③メニューに無いものを買わないこと、④「スーパーサイズ」メニューを勧められたら、必ず「スーパーサイズ」にすること。ちなみにスーパーサイズはLサイズより大きいサイズのことです。

開始後三週間で体重一一キログラム増加、脂が体にたまり肝機能障害になり、体脂肪率は七パーセントアップしました。心臓病と心不全になる恐れがあるとドクターストップがかかりましたが、結局彼は一ヶ月間実行し、元の体に戻すのになんと九か月間を要したそうです。また、この映画の影響かマクドナルドからスーパーサイズは消えました。

この監督の製作動機は、肥満になった二人の少女が肥満の原因はマクドナルドの食品の摂りすぎによるものだと二〇〇二年におこした訴訟で敗訴したことでした。それほど肥満が社会問題となっている米国を私たち日本人も決してよそごとではないと認識させられた映画でした。

五　いまどきの日本食

二〇〇六年六月四日NHKスペシャルで放映された「小さい食卓の大きな変化」を見て、日本の食事はこれでいいのかという危機感をもった方が多かったことと思います。

三つの食事パターンは切り札型（カップラーメンにサプリメント）、バラバラ型（お父さん・お母さん・子どもがそれぞれに違う食事をする）、好きなものだけ型（嫌いなものは食べない、好きなものだけ食べる：プチケーキとみかん、たこやきだけ、せんべい・おかきなど）このような食事を摂っていて体に影響がないはずがありません。

小学校では糖尿病や高脂血症の子どもが増加し、便秘に悩む子どもも急増しています。なんと二日に一回しか排便しない子どもが五二パーセントもいるというのです。

いつでもどこでもだれでも（小さな子どもでも）欲しいものが食べられる「飽食の時代」のつけとして生活習慣病の増加・若年化が進行しているのです。モノと情報が溢れるなかで、メディアで体によいといわれることをたくさん実行して体調を崩す人、ダイエットのためにまともな食事をしないでサプリメントで栄養を補う人、コンビニで好きなものを買って食べる子どもたち……等々なんともおかしな現象です。

大人も子どももとても忙しく過ごす現代社会。おふくろの味がいつしか「お袋」の味になってしまっている現状は、世界一の長寿を築き上げた伝統的な日本食を日本人が忘れてしまっているようです。

六　栄養量の目安「日本人の食事摂取基準」

二〇〇五年四月に「日本人の食事摂取基準」が厚生労働省から発表され、栄養士は現在この基準を

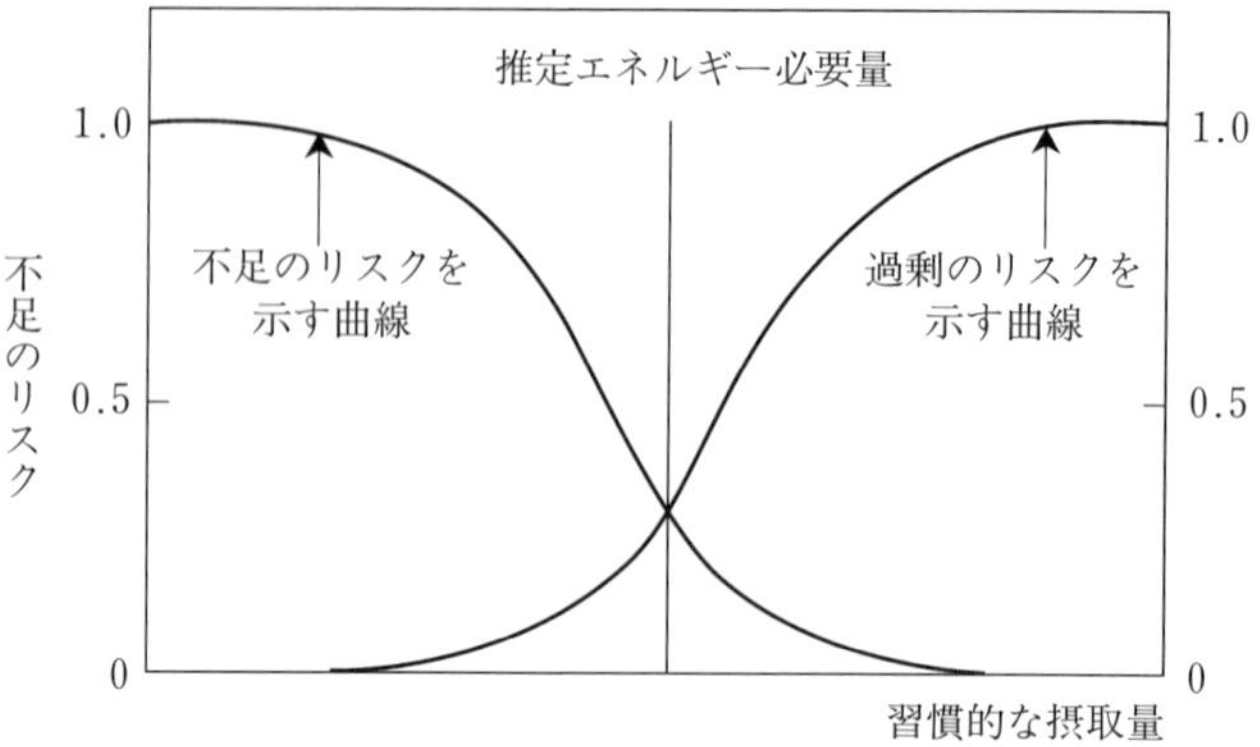

出所：厚生労働省策定「日本人の食事摂取基準」より。

図 1　推定エネルギー必要量を理解するための模式図

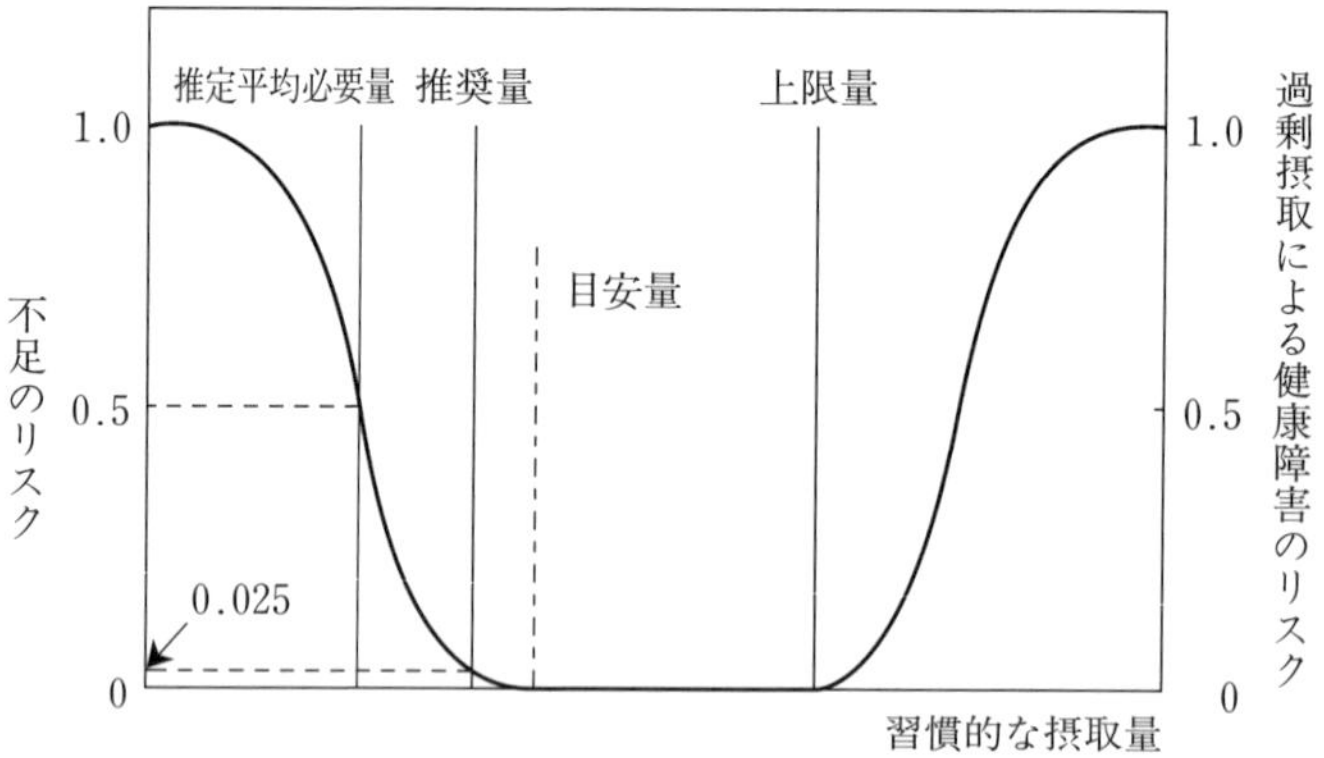

出所：厚生労働省策定「日本人の食事摂取基準」より。

注：目標量については，他の方法，主に推奨量または目安量と，現在の摂取量中央値から決められるため，ここには図示できません。

図 2　食事摂取基準の各指標（推定平均必要量，推奨量，目安量，上限量）を理解するための模式図

表4　食事摂取基準（Dietary Reference Intakes）

エネルギー

推定エネルギー必要量：EER	エネルギーの不足のリスク及び過剰のリスクの両者が最も小さくなる摂取量。

栄養素

①　推定平均必要量：EAR	特定の集団を対象として測定された必要量から，性，年齢階級別に日本人の必要量の平均値を推定した。50％が必要量を満たすと推定される1日の摂取量である。
②　推奨量：RDA	ある性，年齢階級に属する人々のほとんど（97～98％）が1日の必要量を満たすと推定される1日の摂取量である。
③　目安量：AI	推定平均必要量・推奨量を算定するに十分な科学的根拠が得られない場合にある性，年齢階級に属する人々が，良好な栄養状態を維持するのに十分な量である。
④　目標量：DG	生活習慣病の一次予防のために現在の日本人が当面の目標とすべき摂取量（または，その範囲）である。
⑤　上限量：UL	ある性，年齢階級に属するほとんどすべての人々が，過剰摂取による健康障害を起こすことのない栄養素摂取量の最大限の量である。

出所：厚生労働省策定「日本人の食事摂取基準」より。

指標として国民の健康増進と生活習慣病の予防に活用しています。

従来「栄養所要量」として示されてきた栄養の基準は、欠乏からの回避を目的とするものでした。今回改定の食事摂取基準は不足だけでなく、過剰による健康障害からの回避も考慮されたことが特徴です。

「食事摂取基準」は、エネルギーは一つの指標（図1）、各栄養素は五つの指標（図2）で摂取量の基準を示しています（表4）。最も重要なエネルギーの指標は体重で評価されます。

七　日本のスローフード「食育」

米を主食とした日本型食生活の見直しが叫ばれはじめ、健康づくりのための「食生活指針」が一九八五年に厚生省より出されました。その一五年後の二〇〇〇年には新しい「食生活指針」（表3）が文部省・厚生省・農林水産省の三省共同で発表されました。しかし、この「食生活指針」を理解し知っているのはわずか五パーセントで、まったく知らないが七三パーセント、名前を聞いたことがあるが二〇パーセントという結果が食生活情報サービスセンターの平成一五年度食育等実態調査で明らかになり、その認知度の低さが浮かび上がってきました。若い世代を中心に気ままな食習慣がひろまり、食に対する関心が失われ、食物の選択についての判断能力が欠如状態に陥っているのです。

そこで国民一人ひとりが生涯を通じて健全な食生活を営むことができるように、「食」に関して信頼できる情報に基づき適切な判断を行う能力を身につけるため、「食育」を「生きる上での基本であって、知育、徳育、及び体育の基礎となるべきもの」と位置付け、広く国民運動として「食育」の推進に取り組むために食育基本法が二〇〇五年七月に制定されました。

農の体験が〝こころ〟を育てます。「食育」の一環として田植えから収穫まで〝米作り〟を体験する学習が全国で広がっています。小学校で子どもたちが作った農作物を給食に使用することで、食べ

表5　食生活指針の変遷

- 日本型食生活——望ましい食生活のための8項目（農林水産省，1983年）
- 健康づくりのための食生活指針（厚生省，1985年）
- 対象別食生活指針（厚生省，1990年）
- 健康日本21——栄養・食生活の目標——（厚生省，2000年）
- 新しい「食生活指針」（文部省・厚生省・農林水産省，2000年）
- 食品安全基本法の制定（2003年）
- 日本人の食事摂取基準2005年版
- 食育基本法の制定（2005年）
- 食事バランスガイドの発表（2005年）

残しがなくなったという話も耳にします。

食育は家庭・学校・保育所・地域が一丸となって取り組み「健康日本21」を推進していくことが望まれます。そのための具体的な食事のとり方を示す方法として食事バランスガイドが発表されました。そこに至るまでの食生活指針の変遷を表5に示します。

八　食べ物の行方——消化吸収——

人間の体は六〇兆個の細胞でできており細胞は日々生まれ変わっています。その栄養源として私たちは毎日の食事から栄養を摂っているわけで、食事の良し悪しで体が決まってくるのです。ヒトが栄養素として摂取する食物は、大部分が動物や植物の細胞やその生産物で、そのままでは、ヒトの細胞には利用できません。したがって、ヒトが食べる食物は、人体の細胞が利用できるように、必要最小の成分まで分解され（消化）、体内に取り込まれ（吸収）、全身の細胞に配られる事になります。

表6　よく噛むことの効用

①　歯の健康維持
②　顎骨の健全な発育を促す
③　唾液の分泌を促す
④　脳の働きをよくする
⑤　肥満にならない
⑥　ガンを予防する
⑦　視力の低下を防止する

出所：平成9年度久留米大学公開講座（噛む楽しさ）亀山忠光先生の講演より。

消化管は口から肛門までの一本の管です。栄養素は食物としてまず口から入りますが、消化の入り口である口でよく咀嚼し食事をすることが消化・吸収をよくする上で最も重要です。

平成九（一九九七）年度当公開講座で歯科口腔外科の亀山先生が話された「よく噛むことの効用」（表6）は生活習慣病予防につながるとともに食べる楽しみに欠かせない歯の健康を保つための秘訣でもあります。

九　癒しの食事

日本の食事のあいさつに二つのすばらしい言葉があります。

一つは「いただきます」です。食事の前に言いますが「動植物の命を頂いて私の命に換えさせていただきます」の意味。もう一つは「ご馳走さま」。「馳」、「走」ともに走るの意味。昔は客人を迎えるのに走り回って獲物を捕ってきてもてなしましたが、そんな命がけの働きに客人が「有難う」と心から感謝の気持ちを表したものです。私は最近、この言葉の意味を聞く機会によく遭遇します。食生活だけでなく社会全体が殺伐とした世の中になっている今だからこそ、余計に気になるのかもしれません。今年の夏、永平寺に行ったときにこの「いただきます」「ごちそうさま」の言葉の意味がパネルにして貼られていました。その同時期、家でラジオを聴いていて「給食費をはらっているのだから『いただきます』は言わせないで下さい」ということをいう親がいることを知りました。奥田和子は「仏教では「食べ物は体だけでなく心も育てる」といい、「喜心（喜び）、老心（親心）、大心（広々とした偏らない心、執着心のない心）」で料理するよう説いています。手間ひまかけて料理することが自分自身も鍛える（精進）と考えてきました」と述べています（奥田和子「食べる意味を問い直す　宗教に学ぶ「食べ方の英知」」『栄養と料理』二〇〇六年一二月号、一〇〇ページ）。

食事は生きる手段であり、生きるために必要な栄養素を摂ることです。食べ物を「生き物」として扱うことができるということが食べることへの感謝の気持ちを生み、食べ物を粗末にしないということが地球環境にもやさしいということになるのです。

休日の夕食は自分の畑でとれた野菜を使って手作り料理をしてみてはいかがですか。特別手の込んだ料理を作る必要はありません。昆布やかつお節でだしをひき、丁寧に作ってきちんと盛り付けるだけで食事は一段と美味しくなります。家族みんなで味わえば、作った人も食べた人も心が満たされ日々の忙しさを癒してくれるはずです。次の一週間の活力になること請け合いです。

栄養バランスがとれた食事（主食・主菜・副菜が揃った伝統的な日本食）を腹八分目に食べて適度な運動をすることが健全な心と体をつくる源となり、自然の恵みでつくられた食事を感謝の気持ちで

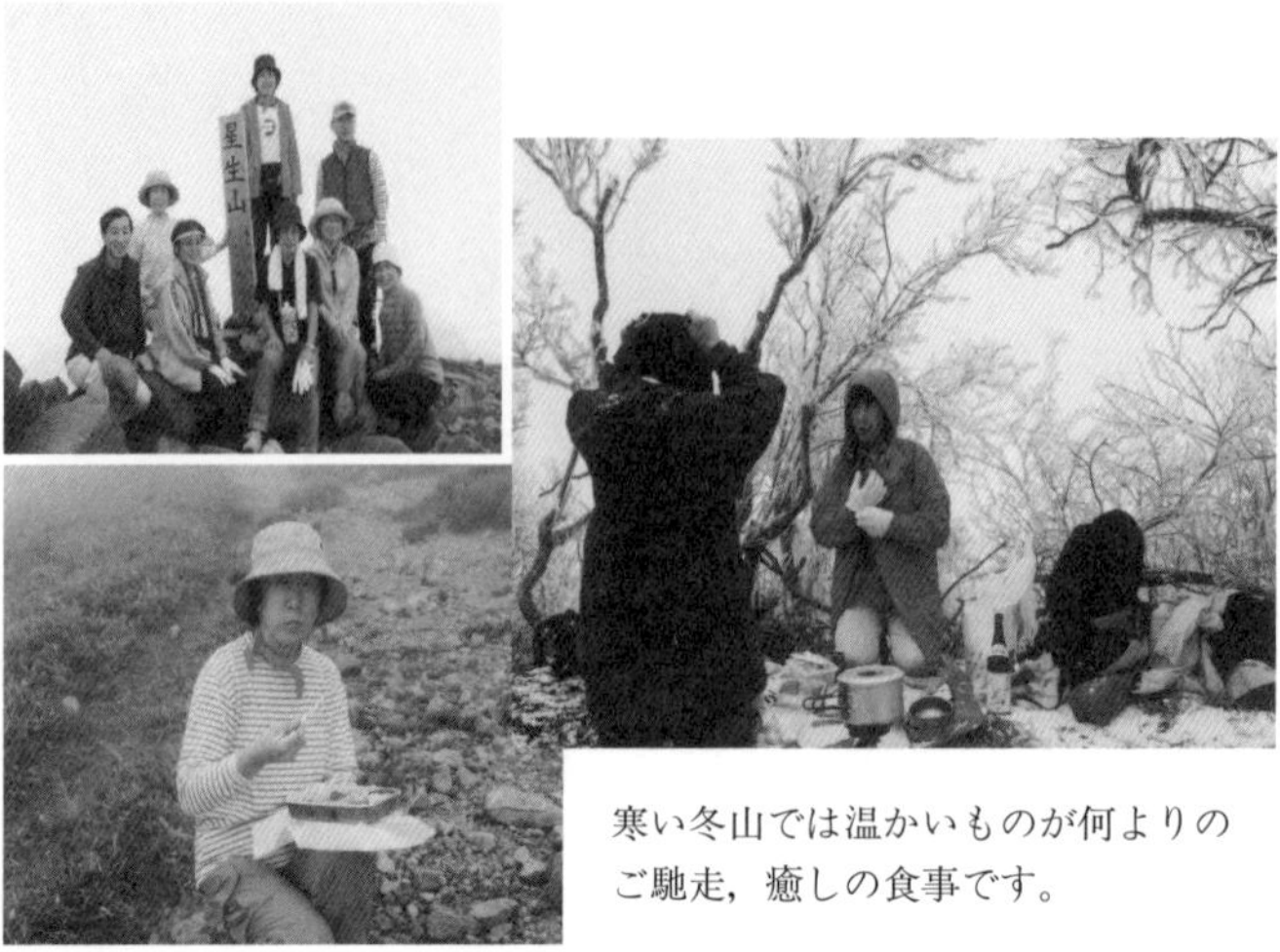

寒い冬山では温かいものが何よりのご馳走，癒しの食事です。

写真1　山での食事

いただくことで免疫力をあげる癒しの食事となるでしょう。

十　私のスローライフ

私は月に一回ぐらい五～六時間の山歩きをしています。山登りをはじめたころの私は登っている最中、何でこんな苦しい思いをして山登りをするのだろうといつも思っていました。しかし、いまではこの苦しさが無心となり、流れ出る汗は体の毒出しをしているようで、すっきりした気持ちになります。四季の自然に触れ、おいしい空気を満喫し、辛く苦しい思いをしてやっとたどり着いた山頂で食べるお弁当はなんとも美味しく至福の境地、私を癒してくれる食事となっています（写真1）。

スローライフは個々人で違うものであり、その考え方は千差万別だと思います。機械化された環境や雑踏を離れ、自然に触れ、自然に返ることはヒトの成分が土や海の成分と同じものでできていることの証のようです。

参考文献

（1）食料・農業政策研究センター編集『食生活の現状と食育の推進』農山漁村文化協会、二〇〇五年
（2）厚生労働省策定『日本人の食事摂取基準（二〇〇五年版）』第一出版、二〇〇五年
（3）香川靖雄『朝食のすすめ』女子栄養大学出版部、二〇〇〇年
（4）金丸弘美『子供に伝えたい本物の食』NTT出版、二〇〇六年
（5）帯津良一・幕内秀夫『癒しの食事学』東洋経済新報社、一九九七年

Ⅳ　昼寝（午睡）のススメ

——一五分間の午睡で頭も体もリフレッシュ——

内村直尚

一　はじめに

近年日本は「二四時間社会」と言われ、大人から子供まで人々の生活は夜型化し、就寝時刻が遅くなり、それに伴い睡眠時間も短縮しています。日本人全体の平均睡眠時間は約七時間と言われていますが、これは四〇年前に比べると約一時間減少しており、世界中でこれほど短期間で睡眠時間が短縮している国民はいません。すなわち現代の日本人の多くが睡眠不足の状態で生活していると考えられます。

わが国における近年の調査では、国民のうち五人に一人が睡眠についての何らかの悩みを持っていることが明らかにされています。一般勤労者ではその二〇～四〇パーセントが不眠などの睡眠の悩みを認めており、また、勤労者の約二〇パーセントは交代勤務者であり、夜に働き、昼に眠るといった昼夜逆転の生活を強いられているのが現状です。

そこで、本章では睡眠の役割、睡眠不足の心身への悪影響、より良い睡眠をとるための方法、昼間の眠気の現状および昼寝（午睡）の効用について紹介します。

表1　睡眠の役割

ノンレム睡眠（深睡眠）	レム睡眠
脳の休養，疲労回復 脳の加熱を防ぐための体温下降 エネルギーの保存 身体の成長（成長ホルモン分泌） 免疫機能増加	身体の休養，疲労回復 記憶の固定

二　睡眠の役割

睡眠には夢をみるレム睡眠と夢をみないノンレム睡眠があります。また、ノンレム睡眠は浅い睡眠（段階一）、中等度の睡眠（段階二）および深い睡眠（段階三、四）にわかれ、深い睡眠をとることが質の良い睡眠につながります。睡眠には表1に示すような役割がありますが、ノンレム睡眠中の深い睡眠が最も大きな役割を担っています。この深い睡眠を効率よくとるには眠る時間帯が大切です。午後一〇時より午前三時頃が最も深い睡眠が出現しやすい時刻（睡眠のゴールデンタイム）なので、できるだけこの時間帯に眠ることが大切です。

三　睡眠不足の心身への悪影響

睡眠不足は表2に示すように心身に対して様々な悪影響を及ぼします。睡眠不足は昼間の眠気や全身倦怠感、集中力低下、不安、イライラなど身体的および精神的症状を呈するだけではなく、血圧、血糖値やコレステ

表 2　睡眠不足の悪影響

1．昼間の眠気，倦怠感，頭重感，不安，イライラ 2．身体疾患（高血圧・糖尿病・狭心症・心筋梗塞，脳血管障害，癌）の誘因・増悪 3．うつ病の誘因・増悪 4．常習欠席（欠勤）の増加 5．仕事上の能率や生産性の低下 6．交通事故の誘因（リスクが2.5〜4.5倍に） 7．産業事故の誘因（リスクが8倍）

ロール値を上昇させ、高血圧、糖尿病、高脂血症などの生活習慣病の誘因や増悪因子になります。また、睡眠が不足すると、満腹を感じるレプチンというホルモンが減少し、空腹を感じるグレリンというホルモンが増加してくるので、食欲が増加して肥満になりやすくなります。

さらに、最近わが国では中高年の自殺が大きな社会問題となっていますが、その最も大きな原因としてうつ病の存在があげられます。そこで、うつ病の早期発見、早期治療が日本の自殺者を減少させることにつながります。うつ病では不眠は九〇パーセント以上にみられる最も頻度の高い症状ですが、一方、慢性の不眠がうつ病の発症の原因になりうることも明らかにされつつあります。したがって不眠を手がかりにうつ病を早期発見することが可能になるばかりでなく、睡眠不足を解消することがうつ病の予防につながり、その結果、日本の自殺者を減少させることも可能です。

睡眠が不足すると朝の目覚めが悪く、昼間の眠気も強いため、会社を欠勤したり、仕事上の能率や生産性の低下を引き起こします。また、交通事故や産業事故の誘因となったり、上述したような心身への悪影響のため医療費の増大にもつながり、多大な経済的損失を生じます。

わが国における年間の睡眠問題による経済的損失は約三兆五、〇〇〇万円と推察されています。

四　より良い睡眠をとるための方法

表3に示すような睡眠一二ヶ条を我々は提案しており、良い睡眠をとるためには規則正しい生活を送ることが大切です。

最も大切なことは起床時刻を毎日一定にすることです。また起床したら朝の光を浴びることが重要です。この朝の光によって頭の中にある時計（体内時計）が二四時間にリセットされます。人間は起床して光を浴びてから一五～一六時間後に眠気が出現します。そのため起床時刻を一定にすると、眠気が生じる時刻も一定となり就寝時刻も規則正しくなります。夜になかなか寝つけない人は、早く寝ようとせずに、まず早く起きることから始めることが大切です。「早寝早起き」ではなく「早起き早寝」が昼と夜のメリハリをつけて規則正しい生活をうみます。

ところで、平日の睡眠不足から週末に昼近くまで眠って寝だめをする人も多いのですが、そうすると日曜日の夜に眠れなくなってしまい睡眠時間のズレが生じるため、かえって睡眠の質を悪くします。いわば、週末に海外旅行へ行き週明けに時差ぼけになっているようなものです。少なくとも平日と比較して週末の朝は二時間以上遅くまで眠らないように心掛けることが必要です。

また、就寝前にはできるだけリラックスして、睡眠を妨げることは避けることが大切です。就寝一

表 3　睡眠 12ヶ条

1．睡眠は人それぞれ自分の睡眠特徴を知る 睡眠の個性，長い人，短い人 歳をとると睡眠は短くなる，歳をとると朝型になる **2．眠る前には自分なりのリラックス法** 軽い読書，音楽，ぬるめの入浴，香り，筋弛緩トレーニング **3．眠りを妨げるものを避ける** 就寝前 4 時間のアルコールあるいはカフェイン摂取 就寝前 1 時間の喫煙 **4．眠たくなったら床に就く。就寝時刻にこだわらない** 眠ろうとする意気込みが頭をさえさせ寝つきを悪くする **5．同じ時刻に毎日起床** 早寝早起きでなく，早起きが早寝に通じる 日曜に遅くまで床で過ごすと，月曜の朝がつらくなる **6．光の利用で良い睡眠** 目が覚めたら日光を取り入れ，体内時計をスイッチオン 日中の日光浴 夜は明るすぎない照明を **7．日中の眠気で困らなければ睡眠は充分** 長ければ良いわけではない 夏は短め，冬は長めの傾向 **8．眠りが浅いときは睡眠時間を積極的に減らしてみる** 寝床で長く過ごしすぎると熟睡感が減る **9．規則正しい三度の食事** 朝食は心と体の目覚めに重要 就寝直前の満腹も空腹も眠りの質を悪化させる **10．規則的な運動習慣** 運動習慣は熟睡を促進 **11．昼寝をするなら，午後 3 時前の 20～30 分** 夕方以降の昼寝は夜の睡眠に悪影響 長い昼寝はかえってぼんやりのもと **12．睡眠薬は医師の指示で正しく使えば怖くない** 一定時刻に服用し，一定時間で就寝 アルコールとの併用をしない 寝酒は睡眠の質を落とす

時間前は部屋の照明をおとし、コンビニエンスストアやコンピューター画面などの強い光を浴びないようにする必要があります。寝酒は寝つきをよくするものの、肝臓で代謝された後に覚醒作用を示すため、かえって睡眠の質を悪くします。そこで就寝三〜四時間前のアルコールは避けるべきです。また、カフェインが含まれるコーヒー、緑茶あるいは紅茶も就寝前三〜四時間は控える必要があります。タバコも覚醒作用があるため就寝前一時間は控えるべきです。

五　昼間の眠気の現状

1　ビジネスマンの睡眠の状況

人間は本来、夜間に充分な睡眠をとることが最も重要です。しかし、現代の日本では充分な睡眠をとることは困難な状況です。また、眠気にはリズムがあり、最も強い眠気は午前二時頃と午後二時頃の一二時間のリズムで出現します。すなわち午後二時頃は昼食を食べなくても生理的に眠気がやってくるのです。さらに昼食をとると眠気は強くなり、夜間の睡眠不足が加わるとより一層増強します。我々が三〇〜五九歳のビジネスマン三三〇名を対象に行った調査では約半数の人の睡眠時間は六時間未満であり、七時間以上睡眠をとっている人は約一〇パーセントにすぎませんでした（図1）。また、会議中や運転中に強い眠気におそわれる人が八六パーセントで、約半数の人が職場での居眠りを経験していました。さらに昼間の眠気の強さを評価する際に国際的に用いられているエップワース眠気尺

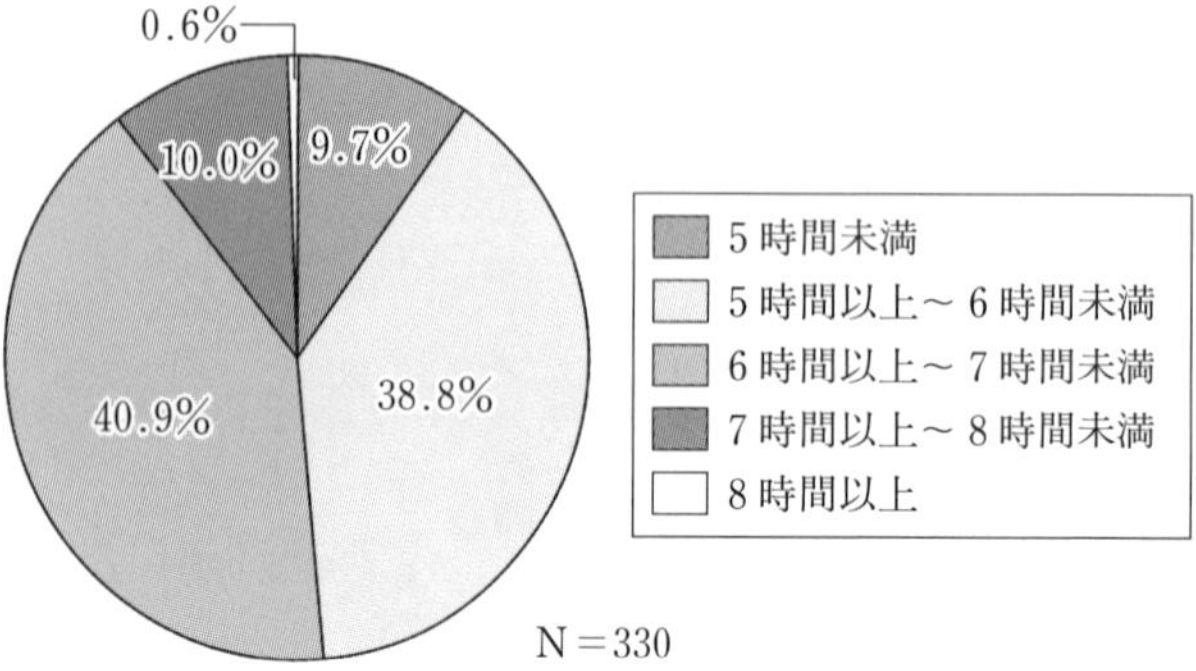

図1　ビジネスマンの平日の平均睡眠時間

記入者名　　　　　　　　　　　　　　記入日　　年　　月　　日

状　　況	点　数
1．座って読書しているとき	0 1 2 3
2．テレビを見ているとき	0 1 2 3
3．公の場所で座って何もしないとき（たとえば劇場や会議）	0 1 2 3
4．1時間続けて車に乗せてもらっているとき	0 1 2 3
5．状況が許せば，午後横になって休息するとき	0 1 2 3
6．座って誰かと話をしているとき	0 1 2 3
7．昼食後（お酒を飲まずに）静かに座っているとき	0 1 2 3
8．車中で，交通渋滞で2～3分止まっているとき	0 1 2 3

0：眠くならない。　1：まれに眠くなる。　2：しばしば眠くなる。
3：よく眠くなる。

図2　エップワースの眠気テスト（ESS）

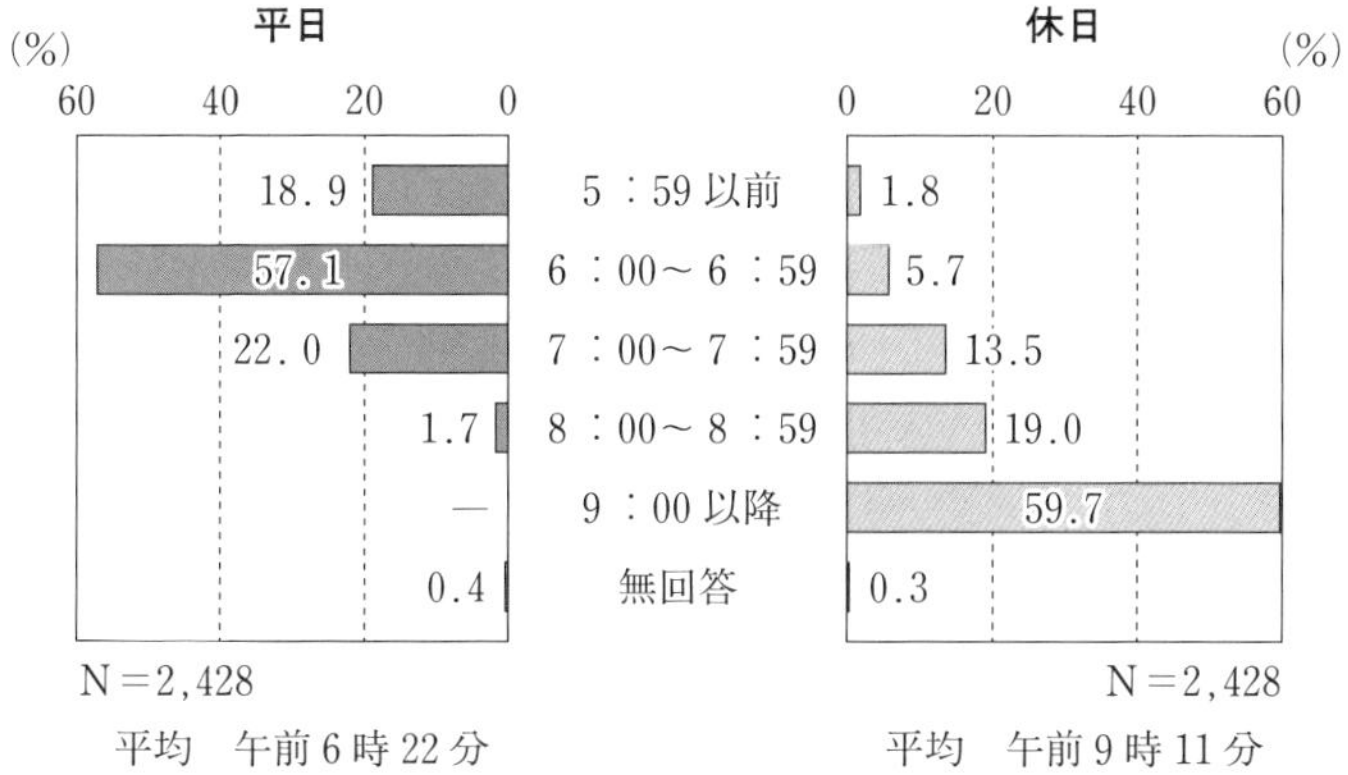

図3　高校生の起床時刻

度（図2）を用いて調査したところ、二四点満点中一一点以上の異常な眠気を感じている人は一四・八パーセントという結果でした。このようにわが国のビジネスマンは夜の睡眠不足のために昼間の眠気を強く感じていることがうかがわれます。

2　高校生の睡眠の状況

久留米地区の全日制高校八校二、五五二名を対象に睡眠と日常生活についてアンケート調査を実施しました。回収できたアンケートは二、四二八名（九五パーセント）で、男性九八九名、女性一、四三九名（一年生七三〇名、二年生八二二名、三年生八七六名）でした。

起床時刻は平日の平均が午前六時二二分、休日の平均が午前九時一一分で二時間五〇分の差がみられました（図3）。また、平日と休日の起床時刻の差が三時間以上の生徒が全体の四七パーセントを占めていました。就寝時刻は平日が午前〇時一三分、休日前夜が午前〇時四三

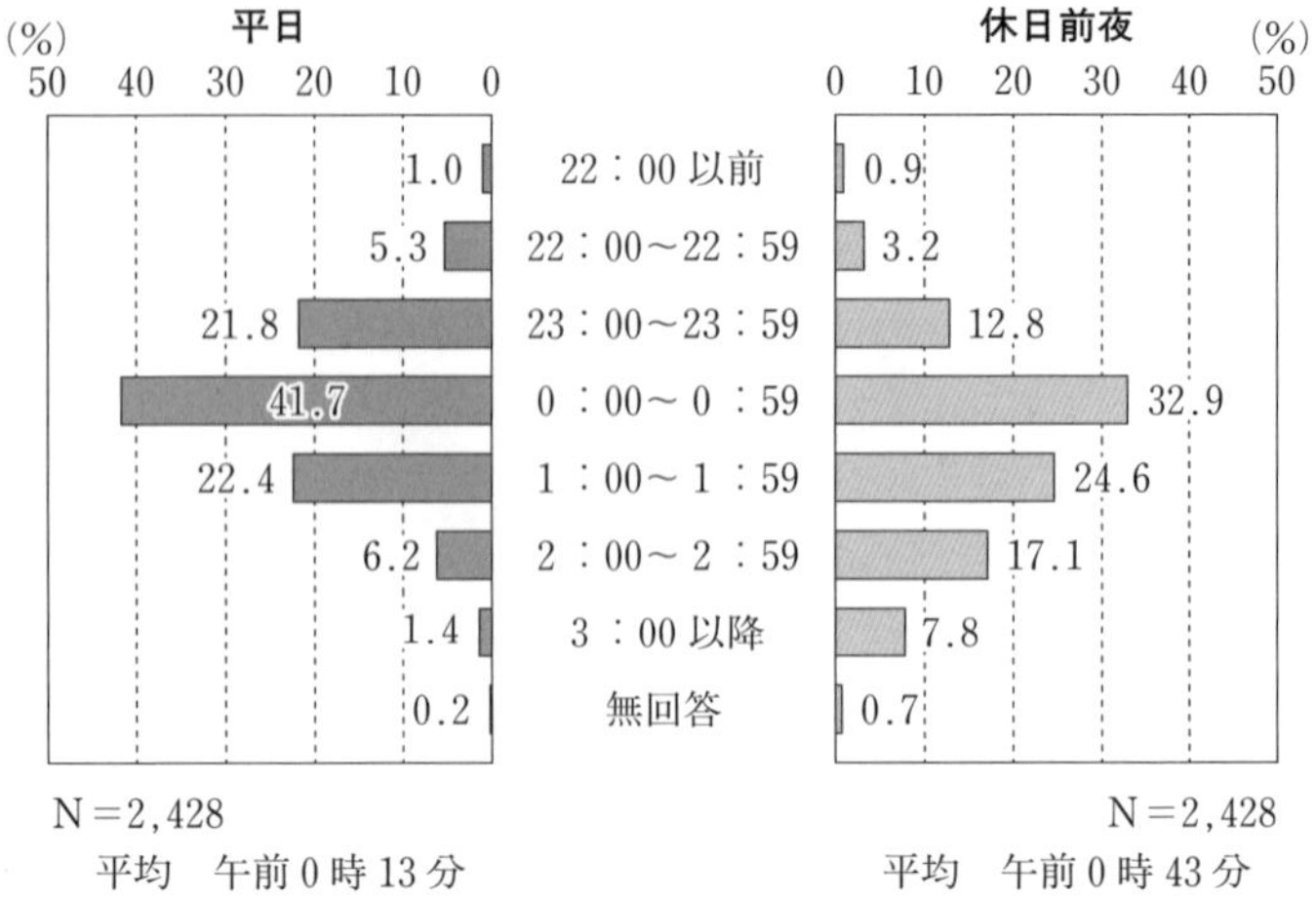

図4　高校生の就寝時刻

分で三〇分の差しかありませんでしたが（図4）、午前二時以降に就寝する生徒が休日前夜は二五パーセントを占め、平日に比べ三倍以上でした。睡眠時間は平日が平均六時間一分、休日前夜は八時間四三分で、平日との差は二時間四〇分となり、九時間以上が五二パーセントを占め、平日と比べ四時間以上長い生徒が二三パーセントでした（図5）。充分な睡眠時間がとれていないと答えた生徒が六四パーセントで、平日の日中我慢できない眠気を感じる生徒が八四パーセントを占め、その時間帯としては午後の授業中が七五パーセントで最も多く、午前の授業中でも五一パーセントでした（図6）。帰宅後の携帯電話やメールの平均使用時間が一時間一三分で、二時間以上使用する生徒が二五パーセントを占めていました。午後八時以降のコンビニ利用は四〇パーセントを占め、三〇分以上滞在する生徒が二四パーセントでした。

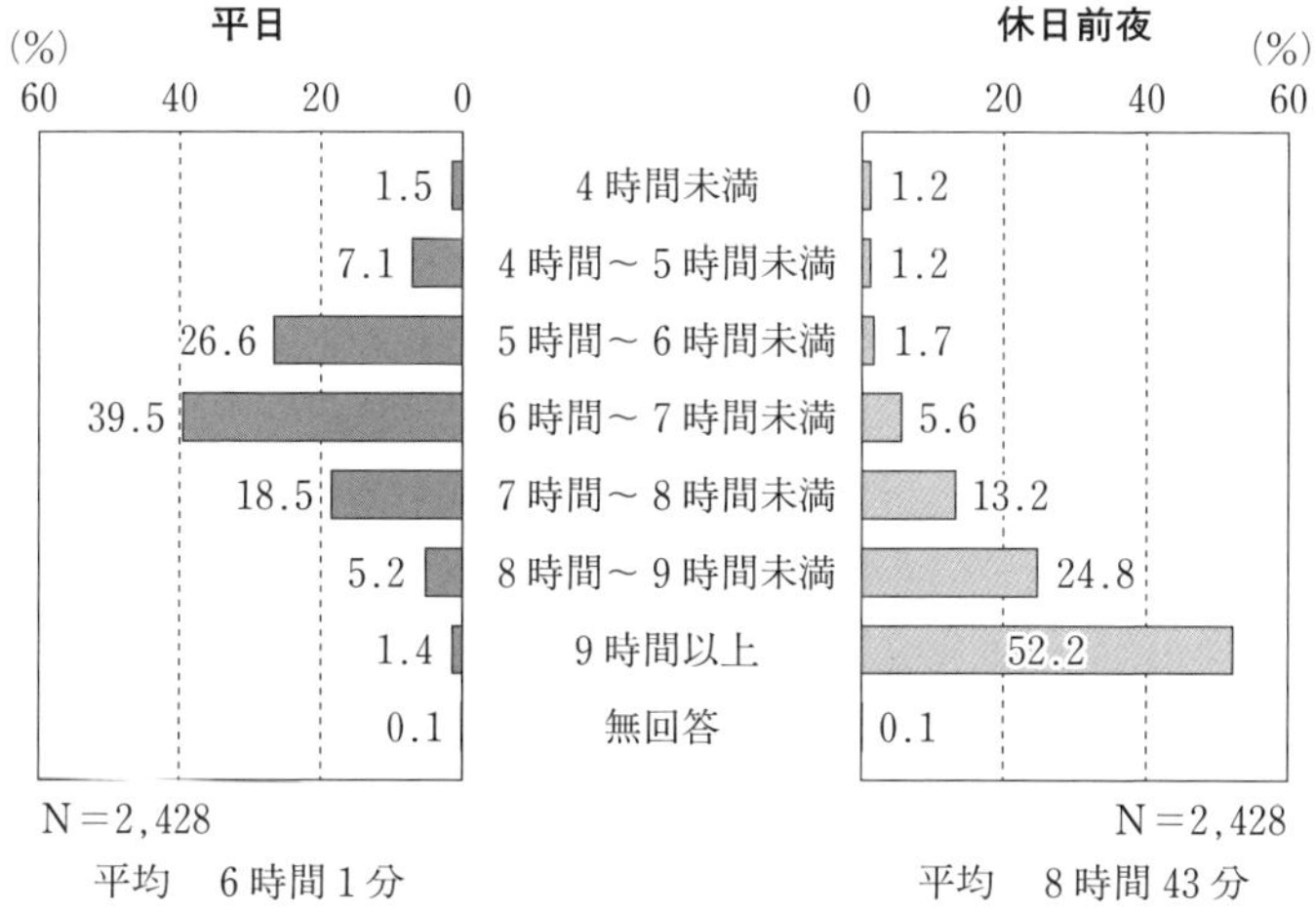

図5　高校生の睡眠時間

これらの結果と夜間の睡眠の質および昼間の健康度との関係を検討したところ、平日の起床時刻が七時以降、就寝時刻が一時以降、睡眠時間が五時間未満になると睡眠の質や健康度が悪くなる傾向にありました。平日と比べ休日前夜の就寝時刻が一時間以上、あるいは起床時刻が三時間以上遅い場合および休日の睡眠時間が九時間以上あるいは平日より四時間以上延長すると睡眠の質や健康度が悪い傾向にありました。また、休日に三時間以上あるいは午後六時以降に昼寝をとる生徒は睡眠の質が悪い傾向を示しました。食事に関しては「三食必ず食べる」と答えた生徒は睡眠の質や健康度は良く、朝食が最も深く関与していました。夕食を午後九時以降あるいは夜食を午後一一時以降にとる生徒は睡眠の質が悪い傾向にありました。帰宅後の電話やメールの使用時間が一時間以上あるいは午後八時以降のコンビニ利用が三〇分以上

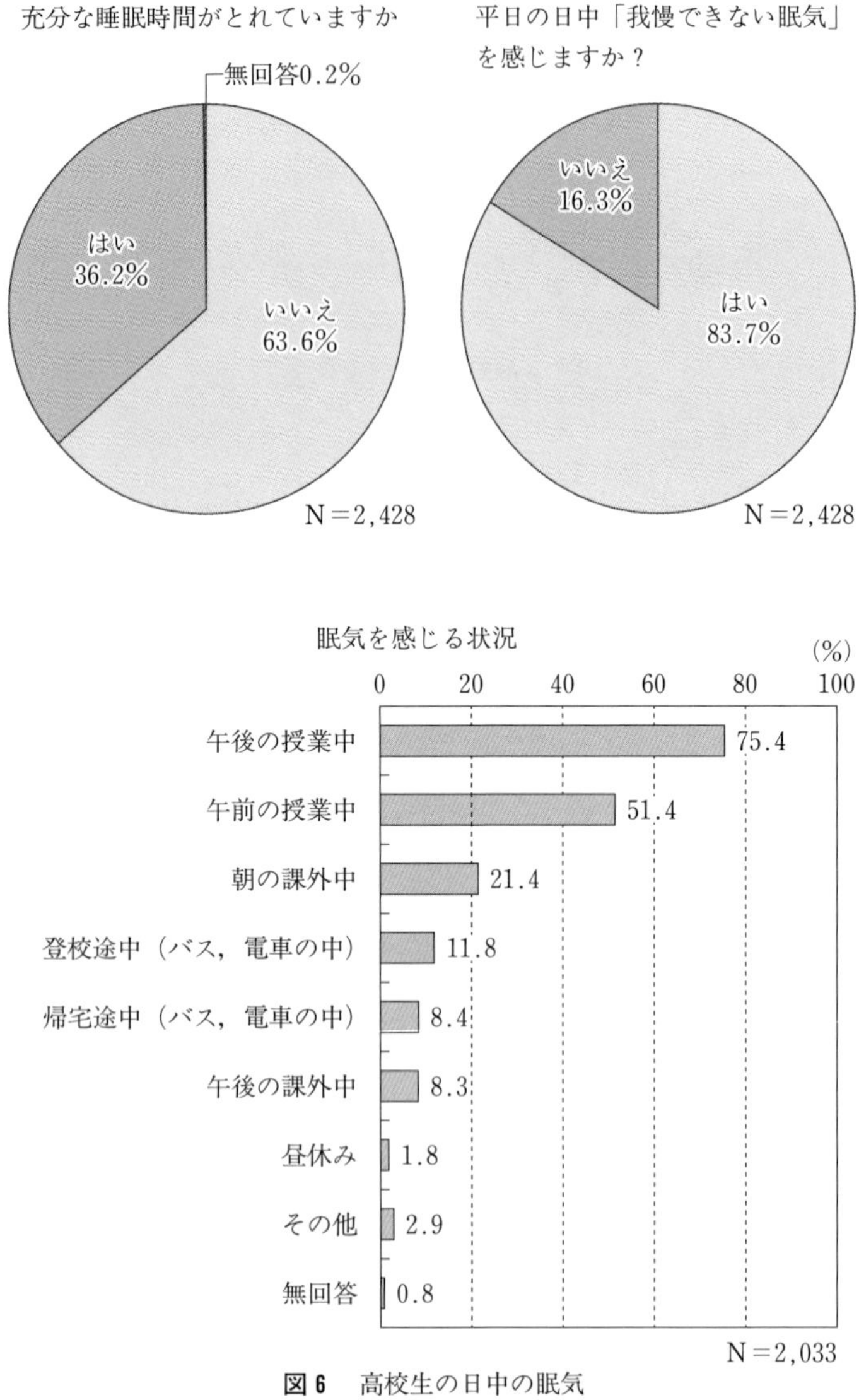
充分な睡眠時間がとれていますか
無回答0.2%
はい
36.2%
いいえ
63.6%
N＝2,428
平日の日中「我慢できない眠気」
を感じますか？
いいえ
16.3%
はい
83.7%
N＝2,428
眠気を感じる状況
(%)
0
20
40
60
80
100
午後の授業中
75.4
午前の授業中
51.4
朝の課外中
21.4
登校途中（バス，電車の中）
11.8
帰宅途中（バス，電車の中）
8.4
午後の課外中
8.3
昼休み
1.8
その他
2.9
無回答
0.8
N＝2,033

図 6　高校生の日中の眠気

になると睡眠の質や健康度が悪化しました。以上の結果より我々は効率の良い睡眠をとって昼間のQOLを向上させるために表4に示す《高校生のためのグッドスリープイレブン〝一一ヶ条〟》を提言しました。

六　昼寝（午睡）の効用

わが国の高校生は平日に充分な睡眠をとっていないため、日中我慢できない眠気を感じる生徒が多いのが現状です。そこで、前述した「グッドスリープイレブン」のひとつである昼寝（午睡）を昼休みに導入し、日中の眠気や学習効果についての有効性を検討しました。

久留米市にある明善高校の生徒九四六名に対して昼休みに一五分間の午睡を六ヶ月～一年六ヶ月実施し、その前後でアンケート調査を行いました。午睡を実施した生徒は五二六名（五六パーセント）で、内訳は週三回以上の実施者が二〇四名（二二パーセント）、週一～二回実施者が一五九名（一七パーセント）、月一～二回実施者が一六三名（一七パーセント）でした。

昼休みに午睡をした生徒は、就寝時刻および起床時刻がより一定でしたが、週三回以上の実施者は、休日の起床時刻も平日に比較して一定の割合が高い結果が得られました（図7）。週三回以上の午睡をした生徒は、午前・午後の眠気を感じることが少なく、午前及び午後ともに頭がすっきりしていました。週三回以上の午睡をした生徒は、授業や自主学習に集中し、能率が上がりやる気も起き成績も

表 4　高校生のためのグッドスリープイレブン“11ヶ条”

1．早起きして朝日を浴びよう！（6 時頃の起床がおすすめ）
2．1日3食，規則正しく食べよう！
（特に朝食が大事。夕食は 21 時までにとり，23 時以降の夜食は控えめに！）
3．午後の居眠り予防には，昼休みに 15 分の仮眠，軽いストレッチ，日光浴が効果的！
4．夜 8 時以降のコンビニなどは控えめに！（強い照明のある場所は避ける）
5．夜は 12 時までに寝よう！（12 時から 3 時は深い眠りのゴールデンタイム）
6．部屋の電気はきちんと消して，静かな環境にして眠ろう！（照明は暗くする）
7．睡眠時間は短すぎず，長すぎず
（5 時間以上，9 時間未満で，日中の眠気のこない自分の睡眠時間を見つけよう）
8．テレビは 2 時間，メールは 30 分以内に！
9．休日でも生活リズムを崩さずに！
（休日の寝だめは逆効果。朝 9 時までに起きて，仮眠は 18 時までの 3 時間以内に）
10．一人で悩まず友達や両親，先生に相談しよう
（不安，悩み，イライラ，困っていること，嫌なことをなんでもまず話してみよう）
11．目標や夢を持って楽しい学校生活を送ることが大切！
（明るい気持ちや前向き姿勢で，毎日を楽しく過ごそう）

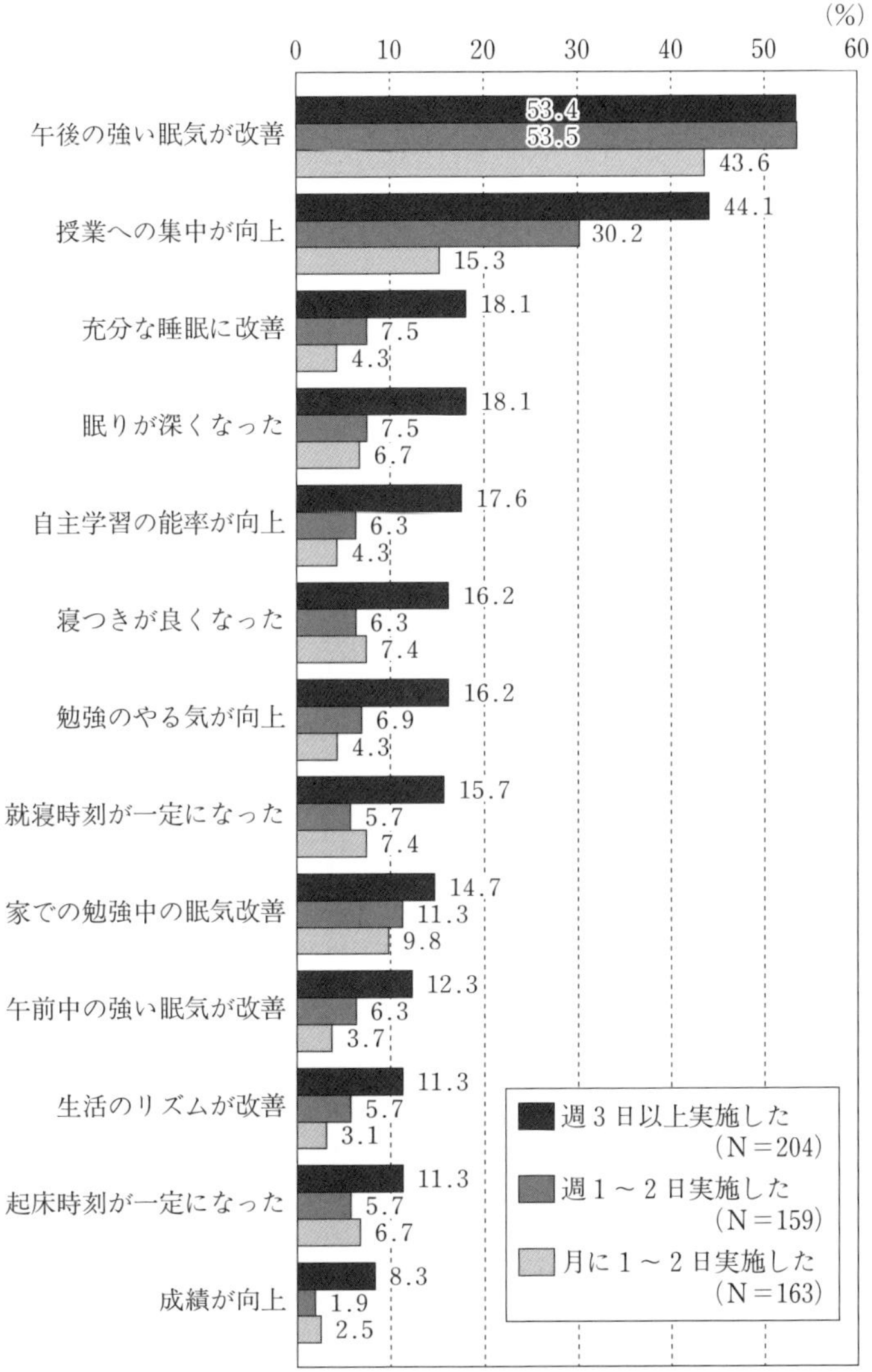
(%)
0
10
20
30
40
50
60
午後の強い眠気が改善
53.4
53.5
43.6
授業への集中が向上
44.1
30.2
15.3
充分な睡眠に改善
18.1
7.5
4.3
眠りが深くなった
18.1
7.5
6.7
自主学習の能率が向上
17.6
6.3
4.3
寝つきが良くなった
16.2
6.3
7.4
勉強のやる気が向上
16.2
6.9
4.3
就寝時刻が一定になった
15.7
5.7
7.4
家での勉強中の眠気改善
14.7
11.3
9.8
午前中の強い眠気が改善
12.3
6.3
3.7
生活のリズムが改善
11.3
5.7
3.1
起床時刻が一定になった
11.3
5.7
6.7
成績が向上
8.3
1.9
2.5
週３日以上実施した（N＝204）
週１～２日実施した（N＝159）
月に１～２日実施した（N＝163）

図７　高校生の午睡の効果

表5　午睡の効果と方法

1．自然の眠気のリズム，昼食，睡眠不足のために午後2～3時には眠気が生じる。この眠気は動くと軽減し，安静にすると増強する。特に午後の授業中や終了後に眠気を感じる人には必要。
2．午睡をすることによって眠気が軽減し，集中力や意欲が高まる。
3．午睡は無理に眠らなくても良い。5分間閉眼して安静にしているだけでも効果はある。
4．午睡は浅い睡眠が良い。深く眠ると目覚めた後にぼんやりして覚醒しづらいし，夜の睡眠は浅くなり，寝つきも悪くなる。そのため15～30分程度が理想である。
5．毎日昼食後に午睡を行うことによって昼夜のメリハリのあるリズムが確立し夜の睡眠も深くなる。
6．午睡前にコーヒーなどカフェイン類を摂取すると目覚めが良くなる。
7．午睡後に光を浴びて体操など体を動かすとすっきりする。

向上しました。また、体調も改善していました。午睡実施者の中で効果を実感できた生徒が七六パーセントで（週三回以上の者では八九パーセント）、必要だと思った生徒が八三パーセント（週三回以上の者は九一パーセント）でした。以上のように、昼休みに午睡をした生徒は日中の眠気が軽減し、授業に集中でき、学習効果や体調の維持につながり、特に週三回以上の午睡実施者は昼夜のメリハリのある規則正しい生活リズムが確立し、夜の睡眠の質も向上することが示唆されました。表5に午睡の効果と方法を示します。

午睡には脳をリフレッシュさせる効果があります。日中、特に最も眠気が強くなる午後二時前に一五～三〇分の浅い睡眠をとることで、眠気を軽減させ、意欲や集中力が増し活動性が高まることで昼夜のメリハリができ、夜間の就寝時刻が一定となり、熟睡感も増加し、朝の目覚めも改善し起床時刻も一定となります。その結果、夜間の睡眠は短時間でも質の良い睡眠となり、昼間の眠気も軽減します。一日の規則正しい生活リズムを確立することが可能となります。午睡は無理に眠らなくても、閉眼して安静にしているだけで効果はあります。ただし、三〇分以上午睡をとると深い睡眠が出現します。深い睡眠をとると目覚めた後にぼんやりして覚醒しづらくなります。また、夜間の睡眠が浅くなり、寝つきも悪くなるため、午睡のポイントは浅い睡眠にとどめることです。そのため三〇分以上は眠らないことが重要であり、一五分程度の午睡で充分です。ベッドやソファーに横たわる必要はなく、椅子に座り机に伏せて寝る姿勢で構いません。

また、午睡の後の目覚めをよくする方法としては、光を浴びたり、体を動かすような体操などが効果的です。さらにカフェインは摂取後約二〇分で覚醒作用が出現するため、午睡を始める前にカフェインを含んだコーヒーや緑茶を飲んでおくと、覚醒しやすくなります。

七　おわりに

生き生きとした日常生活を送るためには充分な睡眠が不可欠です。しかし現代の日本では夜間に充分な睡眠をとることは困難な状況であり、我慢できない眠気のため、様々な悪影響が及んできます。そこで一五分間の午睡を生活の中に導入することによって頭も体もリフレッシュでき、昼間の眠気を減少させ、ＱＯＬを高めることが可能となり、夜間の睡眠も深まり心身の健康の維持につながります。ぜひ一度試してみて下さい。

参考文献

（1）内山真編『睡眠障害の対応と治療ガイドライン』じほう、二〇〇二年
（2）尾崎章子・内山真編『すこやかな眠りを導くための看護実践ハンドブック』社会保険研究所、二〇〇四年
（3）小島卓也・荻原隆二編『すやすやねむる』ぎょうせい、二〇〇〇年
（4）清水徹男編『睡眠障害治療の新たなストラテジー』先端医学社、二〇〇六年
（5）内村直尚編『睡眠障害の知識』南山堂、二〇〇七年

Ⅴ　女性・男性の更年期

中嶋カツヱ

一　はじめに

「更年期」、「更年期障害」、これらの言葉は私たちの日常生活でよく用いられています。中年期の女性が、何らかの体の不調を訴えたとき、よく返ってくる言葉です。あまり、ひびきがよい言葉として使われてはいないことが多いようです。『広辞苑』（新村出編、第五版、岩波書店、一九九八年）では、更年期とは「性成熟期から老年期への移行期。特に女性の月経周期が不規則になる頃から月経停止に至るまでの期間で、通常四〇～五五歳頃」とあります。更年期は女性のライフサイクルにおいて身体的側面だけでなく、心理・社会的側面にも大きな変化が見られる時期です。

平成一七年の我が国女性の平均寿命は八五・四九歳で、八〇歳まで生存する人の割合は七六・八パーセントとあります。更年期からの三〇年の人生を生きる女性にとって、更年期は「人生の終焉」ではなく、「人生の折り返し地点となる新たな出発点」という意識が求められます。何より更年期を上手に快適に過ごすことは、女性のQOL（生活の質）のうえからも、また次に続く老年期を健康に迎えることにつながるということからも、とても大切な意味をもつといえます。

更年期はこれまで女性に特有なものとしてとらえられていました。しかし、近年、中高年男性の訴える症状が女性の更年期に見られる症状と似ていることや、男性ホルモンの研究などがなされることにより〝男性の更年期〟も取りあげられるようになってきました。誰もが迎える更年期、この時期をどのようにとらえるか、また健康に快適に乗り越える方法について紹介します。

二　更年期、更年期障害とは

1　更年期

更年期とは、医学的には「生殖期から非生殖期への移行期で、加齢に伴い性腺《せいせん》機能が衰退し始め、やがて低下安定するまでの期間をさす」（日本産科婦人科学会）と定義されています。更年期は、その語源（ラテン語）がステップ・段階とあるように、「閉経《へいけい》」という一時点ではなく、ある一定の期間を指しています。生殖期から非生殖期へ、つまり、女性の生殖機能の終結を示す、月経が永久に停止する「閉経」を挟んだ前後の期間に該当します。我が国の女性の平均閉経年齢は約五〇歳と推定されているので、四五～五五歳くらいが更年期の時期に相当すると通常考えられています。

更年期は、女性のライフサイクルにおいて生殖機能を失うという大きな意味を持つだけでなく、閉経を中心としたホルモン環境やそれまでの生活のパターン、そして周囲の環境が大きく変化する時期です。体力の衰えや体調の変化を自覚し、人生の折り返し地点を過ぎたことに気づき始め、焦りや寂しさなどを実感するようになります。閉経という象徴的な身体の変化により、その気づきを促されやすいと言われます。そしてまた、この時期は様々なストレスを抱え込みやすい時期です。子どもの独立で孤独感や空しさを感じ、いわゆる「空《から》の巣《す》」症候群*に陥りやすくなったり、夫の定年退職や夫婦間のすれ違い、親の介護問題などがストレスの要因となったりします。それに伴い身体的・精神的な障害が表面化してくる時期でもあります。

＊「空の巣」症候群：子育ての終了に一致して生じた中高年女性の抑うつ状態をいいます。子どもの就職、結婚等により母親としての役割が終了し、心に一種の空洞が生じることを、鳥の雛が巣だっていく環境になぞらえて名づけられました。

2 更年期障害

更年期障害は、「更年期に現れる多種多様な症候群で、器質的変化に相応しない自律神経失調症を中心とする不定愁訴を主訴とする症候群」（日本産科婦人科学会）と定義されています。この定義からすると、更年期に現れる症状がすべて更年期障害と解釈されそうですが、更年期症状＝更年期障害ではありません。更年期症状は、個人差が大きく、単独の症状しかない例も複数の症状に苦しむ例もあり、それぞれの症状にも重症度には差があります。なかにはまったくこれらの症状を経験しない女性もいるのです。更年期症状と更年期障害は、一般に、その症状の程度によって分類し、症状はあるが日常生活に支障がないものを「更年期症状」とし、日常生活に支障がある場合を「更年期障害」といいます。これらの症状は全身のいたるところに起きる上、症状の頻度や強さなどが変動し、定まらないため、「不定愁訴《ふていしゅうそ》」と呼ばれます。

更年期の世代を幅広く考えた四五歳以上六五歳未満の我が国の女性では、愁訴をまったく自覚していない人は約二〇パーセント、愁訴は自覚しているが日常生活にそれほどの支障を感じない、いわゆる更年期症状といえる人が四〇パーセント、そして、愁訴を明らかに自覚しており、日常生活に少なからず支障を感じている、いわゆる「更年期障害」といえる人が四〇パーセント存在するという報告もあります。

三　女性の体とホルモン分泌

なぜ、更年期症状や更年期障害が起こるのでしょうか。それには、女性の体のなかでの女性ホルモンの分泌と働きが大きく関わっているのです。

1　女性ホルモンの働きと変化

(1)　女性のライフサイクルと女性ホルモン

女性の体は、女性ホルモン（卵巣から分泌されるエストロゲンやプロゲステロン）の影響を受けながら一生の間にいくつかの変化をとげていきます。八～九歳ごろに卵巣《らんそう》からエストロゲンが分泌されるようになり、一二～一三歳の思春期にはエストロゲンの作用によって乳房がふくらんだり、女性らしい体つきになり、初めての月経（初経）が起こります。卵巣はさらに成熟し、排卵した後にはプロ

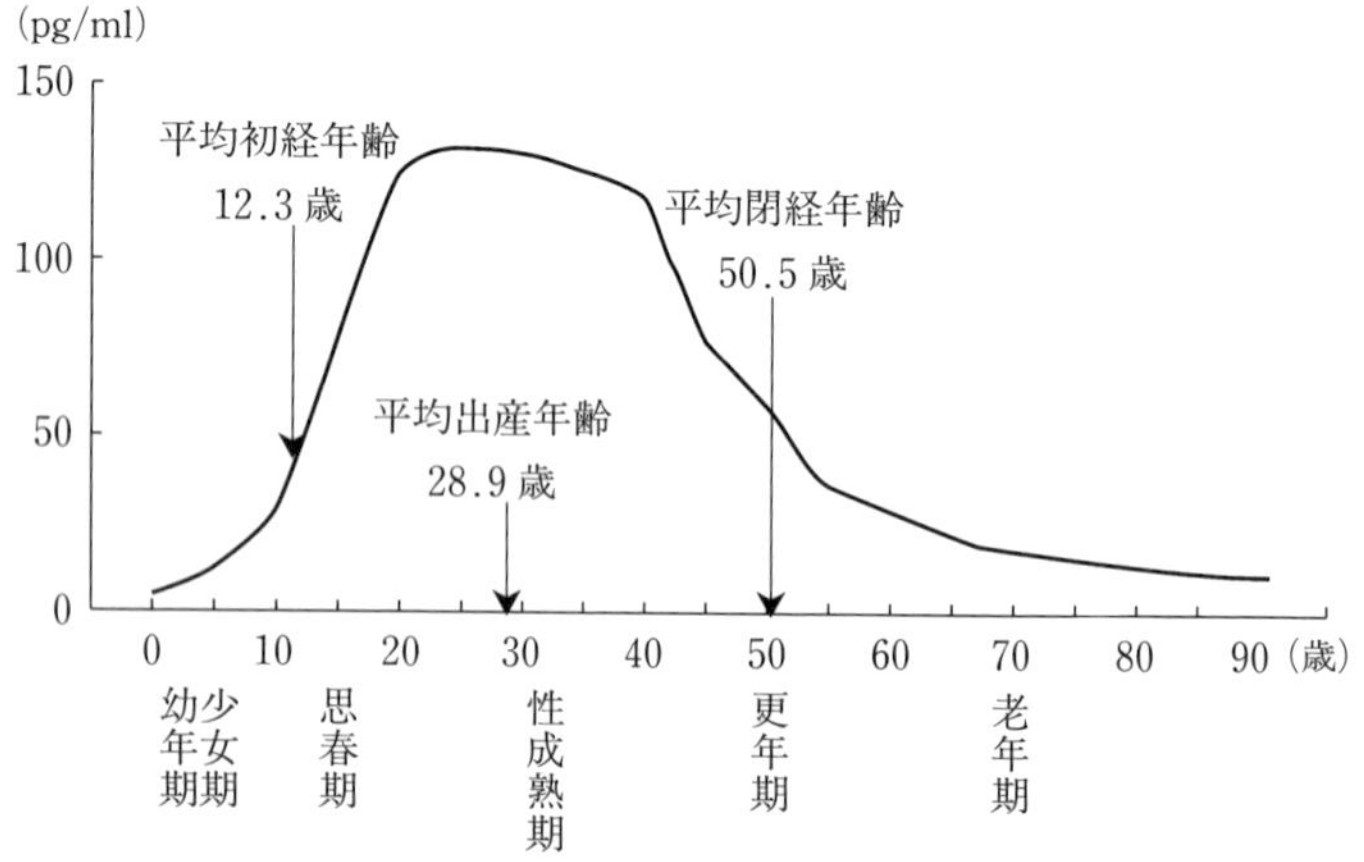

出所：メノポーズを考える会 http://www.meno-sg.net/iryou/what.html より一部改変。

図1 女性のライフサイクルと女性ホルモン——エストロゲンの変化——

ゲステロンという黄体ホルモンも分泌され、受精卵の着床を助けることができるようになります。排卵と月経のサイクルも整い、妊娠・出産の準備ができる二〇～三〇代には、女性の体は成熟期《せいじゅくき》を迎えます。卵巣の働きも二五歳くらいをピークに、三五歳を過ぎると妊娠できる力（妊孕能《にんようのう》）は急速に衰え、四〇歳をすぎるとホルモンをつくる働きが低下していきます。この時期が更年期の始まりです。そしてやがて閉経を迎えるのです。

(2) 性周期とホルモン分泌

このような女性の人生の中での大きな変化とともに、女性には月経周期という毎月の体のリズムがあります。月経のリズムが繰り返されるのは、女性ホルモン分泌を軸とする微妙なバランスによるものです。月経は、卵巣から分泌されるエストロゲンやプロゲステロンという女性

表1　エストロゲンが体の中で果たす様々な役割

乳房	乳腺の乳管の発育を促進
皮膚・膣などの粘膜	皮膚の表面の組織の弾力成分であるコラーゲンなどを増やし，肌の乾燥と萎縮の防止，ハリの保持
毛髪	発育を促進
骨	骨が壊れるのを防ぎ，骨の中のカルシウムを貯蔵
脂質	善玉（HDL）コレステロールの増加，悪玉（LDL）コレステロールの減少

出所：小山嵩夫『指導者用　中高年女性健康教育マニュアル』社団法人日本家族計画協会，p. 15，2003 年より一部改変。

ホルモンによってコントロールされています。その卵巣自体も、脳の下垂体《かすいたい》から分泌される性腺刺激ホルモンにより女性ホルモンを分泌するシステムになっており、さらに下垂体は、間脳《かんのう》にある視床下部《ししょうかぶ》の性中枢からのホルモンでコントロールされているのです。逆に、視床下部の性中枢は、卵巣から分泌される女性ホルモンの量や、下垂体からの性腺刺激ホルモンの量によってもコントロールされています。このように、視床下部↓下垂体↓卵巣という経路でホルモン分泌が調節される一方、フィードバックされた情報によってホルモンの分泌バランスをとっているわけです。また、性中枢は大脳皮質から視床下部へ伝えられた外からの刺激にも影響を受けます。

2　女性ホルモンの様々な働き

女性ホルモンは、このように月経周期の調節や妊娠・出産といった女性の体の営みに働くのですが、全身の組織にかかわる様々な役割も担っています。表1は、エストロゲンが体の中で果たす様々な役割を示しています。皮膚や粘膜などの乾燥や萎縮を防ぎ、毛髪の発育を促進し、骨が壊れるのを防ぎ、骨を作る骨芽細胞の働きを活発にし、骨の中にカルシウムを蓄えさせます。また、血液中の脂質にも影響を及ぼします。血管壁を掃除する役割のある善玉（HDL）コレステロールを増やし、反対に血管の細胞にダメージを与える悪玉（LDL）コレステロールを減らし、動脈硬化になりにくい状態を保つ役割を果たしています。

四　更年期の体と心に起こる変化と症状

1　更年期障害はなぜ起こるの？

女性ホルモンのひとつエストロゲンは、四〇代から徐々に減少し始め、閉経を境に激減します。卵巣から分泌されるエストロゲンが減少してくると、下垂体は卵巣からのエストロゲンの分泌を促そうと、どんどん性腺刺激ホルモンを分泌します。本来ならこれでエストロゲンが作られるのですが、更年期の卵巣では正常に作ることができません。同時に、下垂体の上部中枢である視床下部も興奮状態となりバランスをくずしてきます。エストロゲンは減少していくのに対し、性腺刺激ホルモンは過剰分泌になるという、ここにもホルモンバランスの乱れが起きて、視床下部＝下垂体＝卵巣系のホルモン分泌に大きな変化がみられるようになるわけです。視床下部は、エストロゲンの分泌をコントロールするだけでなく、様々な他のホルモンの分泌のコントロールや体温調節、呼吸、精神活動などをつかさどる自律神経の中枢でもあるので、その興奮が自律神経の失調を招き、更年期障害といわれるよ

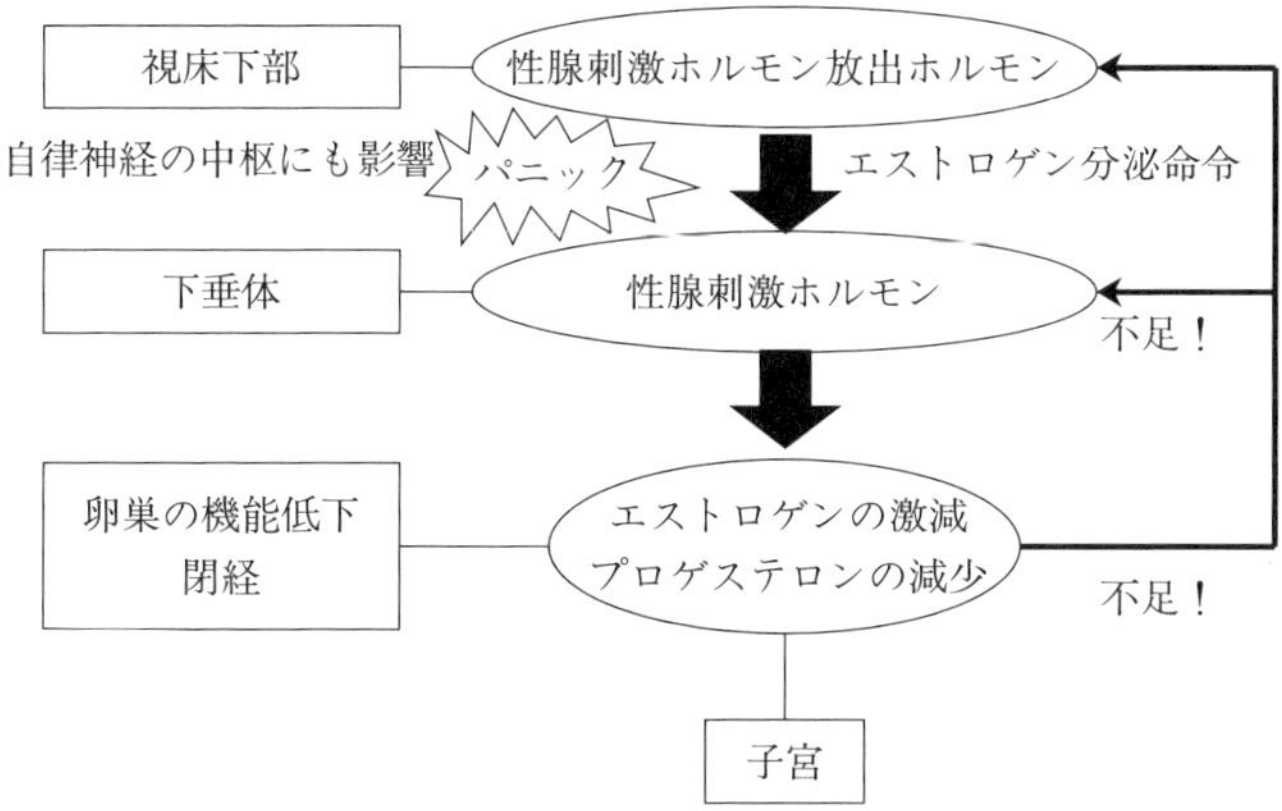

図 2　更年期障害はなぜ起こるの？

うな体の様々な症状が出てくるわけです。さらにストレスが加わると、大脳《だいのう》皮質《ひしつ》から視床下部へ異常な神経刺激が伝えられ、自律神経に影響を与えます。それにより、更年期の症状を悪化させることになります。

このような更年期の女性の体に起こる変化は、閉経が示すように、例外なく全ての女性におこるものです。しかし、更年期障害は日本人女性のほぼ半数が経験するといわれますが、なぜ全員が更年期障害にならないのでしょうか。更年期障害の発症は、三つの要因（内分泌・自律神経因子、社会・文化的因子、心理・性格因子）により、決まるといわれます。これはいわゆる個人差ということになるのです。更年期障害の身体症状となる自律神経失調症状は、交感神経―副交感神経機能が鋭敏な人と鈍感な人では、身体ストレスへの反応性に大きな差が生じます。社会・文化的因子である生活環境はそれぞれ異なっており、自分の仕事、子ども・親・夫との関係と役割など、そのストレスの大きさが発症頻度を変えるこ

表 2　多彩な更年期症状

●血管運動神経の異常	ほてり（ホットフラッシュ），のぼせ，動悸，息切れ
●精神神経の異常	頭痛・頭重感，めまい，耳鳴り，物忘れ，集中力低下，不眠，イライラ感・不安感，無気力，易疲労感
●泌尿器・生殖器系の異常	月経不順，無月経，頻尿，尿失禁，膣炎，性交障害
●運動器官の異常	肩こり，関節痛，腰痛，筋肉痛
●皮膚・分泌系の異常	発汗，唾液分泌増加，口内乾燥感，皮膚や粘膜の乾燥，膣炎，皮膚のかゆみ
●消化器系の異常	食欲不振，吐き気，便秘，下痢
●知覚異常	しびれ，知覚過敏，蟻走感，知覚鈍麻

出所：野末悦子他『男も女も更年期から始めよう』学陽書房，2001 年より一部改変。

とになります。また、心理・性格因子では、更年期障害になりやすい女性の性格のタイプとして、几帳面で完璧主義でストレス耐性が弱く、依存心が強いことがあげられています。

2　更年期に出やすい症状

更年期はすべての女性に訪れるものですが、その現れ方は様々です。表2は、更年期の多彩な症状を示しています。更年期症状の訴えのなかでも特に多いのが、自律神経系の変調に伴う血管運動神経の障害といわれる、ほてり（ホットフラッシュ）やのぼせ、発汗などです。暑くもないのにカーッと上気しのぼせ、顔や頭がほてってきて、同時に汗が出てきます。発汗は顔面など特に上半身に顕著に現れますが、次第に全身に及びます。夜間は寝汗として現れ、不眠の原因となったりします。ほてりの後には発汗するため、逆に「冷え」を自覚することや動悸を感じることもあります。肩こりや冷え、手足のしびれ、関節や筋肉の痛み、頭痛、頭重感などもよく見られる症状です。体だけでなく、心の変化としてよくあるのは、気力がなくなる、わけもなくイライラ感や不安感を覚える、感情のコントロールができなくなるなどの症状です。

図3は、更年期の代表的な症状とその強さの度合いを示した簡略更年期指数と呼ばれるものです。自分に当てはまる症状とその程度をチェックして、合計の点数を見れば、異常のある・なしなどがわかるようになっています。合計点数が二五点以下の人は異常なし、二六～五〇点の人は生活習慣に多少の問題がある可能性があるため、食事や運動に注意を払う必要があります。また、五一～六五点の人は更年期障害の疑いがあります。更年期外来などの専門外来の受診をすすめられます。六六点以上の人は、長期にわたる計画的な治療が必要です。なお、このテストで異常がなくても、骨粗鬆症や動脈硬化などが隠れていることがあります。また、女性が更年期の症状として訴えを表出しにくい「トイレが近い、尿もれがある」、「膣や尿道がヒリヒリする、性交痛がある」の二項目を付け加えたものも使用されています。

五　男性の更年期、更年期障害

男性は、女性における閉経のような明確な体の変化がなく、男性ホルモン（テストステロン）も年

○をつけて合計点を出し，自己判断してみましょう。症状のどれかひとつでも強くあれば，強に○をつけてください。

症　　　　　　状	強	中	弱	無	点数
顔がほてる	10	6	3	0	
汗をかきやすい	10	6	3	0	
腰や手足が冷えやすい	14	9	5	0	
息切れや動悸がする	12	8	4	0	
寝つきが悪い，眠りが浅い	14	9	5	0	
怒りやすく，イライラする	12	8	4	0	
くよくよしたり，憂うつになる	7	5	3	0	
頭痛，めまい，吐き気がよくある	7	5	3	0	
疲れやすい	7	4	2	0	
肩こり，腰痛，手足の痛みがある	7	5	3	0	
合　計　点					

点数による自己採点の評価法

0～25	異常なし
26～50	食事・運動に注意
51～65	更年期・閉経外来を受診すべし
66～80	長期にわたる計画的な治療が必要
81～100	各科の精密検査に基づいた長期の計画的な治療が必要

出所：小山嵩夫・麻生武志『産婦人科漢方研究の歩み』9，p. 30-34，1992年。
注：上記10項目に，更年期症状として2項目（●トイレが近い，尿もれがある，●膣や尿道がヒリヒリする，性交痛がある）を加えたものも用いられています。
このテストで異常がなくても，骨粗鬆症や動脈硬化などが隠れていることがあります。

図3　簡略更年期指数（Simplefied Menopausal Index：SMI）

齢とともに徐々に低下はするものの、女性のような急激な低下はありません。したがって、男性の更年期を特定することは難しいのです。しかし、男性の更年期はないのでしょうか。数年前から、泌尿器科分野では男性ホルモンが減少することによって生じる色々な症状に注目し、男性ホルモン補充療法が治療のひとつとして選択されるようになりました。中高年期になって男性症例でみられる不定愁訴と呼ばれる症状は基本的には女性の更年期障害と同じような症状です。動悸、のぼせ、めまい、不眠、肩こり、頭痛、胃痛、便秘、下痢などです。唯一、女性と異なることは性機能障害（勃起障害、Erectile Dysfunction：ED と呼ばれています）です。この他、食欲不振や全身倦怠感、集中力の低下、睡眠障害などの症状も訴えられます。加齢による精巣機能の低下により男性ホルモン（テストステロン）の分泌が減少し、これらの症状が起こるといわれていますが、その低下は一年間にわずか一パーセントずつといわれています。現在、男性更年期障害の診断基準もなく、その治療法も確立していません。しかし、中高年期の男性においても、成熟期から老年期に移り変わる時期であることや、この時期の男性が職場や社会で求められる役割・責任の重さ、家族との関係などからストレスを生じる状況は、更年期の女性と同様です。男性ホルモンの減少という医学的な診断に基盤を置きながらも、従来、女性に特有なものとしての「更年期」と呼ばれる時期が男性にも存在するという考え方は、この時期の男性の健康管理のうえで意義あるものと考えます。

六　更年期を快適に過ごすために

1　定期的に検診を受けよう

更年期を過ぎる頃には、ホルモンバランスが崩れることや、それまでの生活習慣により様々な体調不良が現れてきます。更年期症状には個人差があります。症状が軽く、大丈夫と思えるなら治療はあえて必要ないでしょう。しかし、症状がつらい場合は我慢しないで受診し、何か症状があっても更年期のせいだと自分で決めつけず、器質的な病気がないかどうか診断してもらうことが大切です。体調不良や症状がなくても、四〇歳をすぎたら定期的な検診を受けることがすすめられます。定期的な検診のメリットは、がんなどの重篤な疾患を早期に発見することができれば、よりよい予後が期待できること、将来の心筋梗塞や脳梗塞などにつながる動脈硬化の指標となる高脂血症や高血圧など、自覚症状がないときに症状をみつけることができること、自覚症状がなくても検査の異常値を知ることで食事や運動など生活習慣を見直すきっかけになること、自分の健康状態に対する関心を高めることになること、更年期障害の状態の正確な把握につながることなどです。

2　生活習慣をチェックし、改善を図る

これまでの生活習慣のなかでの運動・食事・生活のリズム・リラクセーションなどについて、生活

習慣病を起こしやすい要因がないかをチェックします。特に肥満の予防は重要です。運動不足や過食からだけでなく、基礎代謝量が落ち、若い時と同じ食事でも余分なカロリーが脂肪として蓄えられてしまうのです。自分が肥満かどうかは身長と体重から計算するBMIという指数や体脂肪率を参考にするとよいでしょう。BMIは、体重（kg）を身長（m）×身長（m）で割って計算します。これが二五以上であれば肥満、一八・五〜二五が標準で、一八・五未満はやせすぎです。体脂肪率は、三〇パーセント以上であれば肥満です。食生活のポイントは、①なるべく多くの食材をとる、②肉や油を控え、魚や野菜、豆などを多くとる、③カルシウムを多く含む食事をとる、④豆腐や納豆など大豆製品を積極的にとる、⑤ビタミンC・ビタミンE・ポリフェノール・カテキン・リコピンなどの抗酸化物質を積極的にとる、⑥食物繊維を多く含む食事をとる、⑦塩分を控える、などです。適度な運動も肥満や便秘の予防に効果的です。反動をつけないゆっくりとしたストレッチ運動やウォーキング、特に水中でのウォーキングは、勧めたい運動です。

3　相談できる相手を作る

二〇〇〇年に行われた中高年女性のアンケート調査で、「更年期の悩みをだれにわかってもらいたいか」の問いには、六七パーセントの女性たちが「だれよりも夫に更年期の悩みをわかってほしい」と答えています。しかし、実際に夫に話している例は三五パーセント、半数の女性は、夫にわかってほしいと思いながら、実際に話せたのは「友人」でした。更年期こそ、夫婦間のコミュニケーションが必要です。夫の理解や協力で、比較的短期間で改善する場合もあります。五〇歳を挟んで男女とも、これまでの生き方を振り返り、これからの夫婦の関係を再構築することが求められるのではないでしょうか。

また、悩み事を相談できるよい友達を持つことは、更年期を元気に乗り切るうえで非常に大切です。特に更年期を乗り越えた同じ体験を持つ人と話すことは精神的な苦痛の緩和に効果的です。

4　更年期障害の治療

(1)　ホルモン補充療法（Hormone Replacement Therapy：HRT）

更年期障害の治療方法として、ホルモン補充療法があります。更年期障害の起こる原因のひとつは、女性ホルモンの分泌が少なくなり、自律神経が混乱することといわれます。この女性ホルモンを飲み薬や貼り薬で補う治療法です。また、更年期障害だけでなく、女性ホルモンの減少によって起こるその他の症状にも効果があるといわれています。ホルモン補充療法の良い点は、適切に使えば治療効果が高く、しかも早く効果が現れることです。この治療法が向いているのは、ほてり、動悸、発汗などの症状が強く現れている人や、女性ホルモンが著しく不足していることが確認されている人です。また、ホルモン補充療法の骨粗鬆症への予防効果は古くから認められており、世界で広く用いられています（表3）。さらに最近は、老化による記憶の減退の予防、アルツハイマー病やパーキンソン病にみられる痴呆に対しても、一部否定的な報告はあるものの、予防効果が報告されています。ホルモン

表 3　ホルモン補充療法の普及率

アメリカ	35.4%
ドイツ	33.2%
フィンランド	33.1%
イギリス	28.7%
フランス	18.5%
イタリア	7.9%
韓国	7.1%
スペイン	6.9%
日本	1.5%

出所：第 9 回国際閉経学会，1999 年。

補充療法は、一時は閉経後の女性の万能薬とされ、アメリカの一部医師においては、諸疾患を予防し女性のＱＯＬを高め、寿命を延ばすという理由で無批判に処方する状況がありました。しかし、ホルモン補充療法には以前より、子宮内膜がんや乳がんへのリスクが高いことが指摘されていました。またアメリカやイギリスでのホルモン補充療法による臨床試験の結果、冠動脈疾患、脳卒中、静脈血栓、乳がんの罹患率を高めることなどが示されたのです。

我が国ではこのような多数の患者を対象とした臨床試験はないのですが、現在のところ、更年期障害への治療としての投与はまず問題はないが、心筋梗塞や骨粗鬆症の予防的治療としての使用は、慎重に行おうという方向づけがなされています。ただし、薬の作用や副作用あるいは危険性に関しては、民族間の差も考慮する必要性があるともいわれています。

ホルモン補充療法を受けるときは、個別の状況（リス

表4　ホルモン補充療法のメリットとデメリット

メリット

●ホットフラッシュや不眠など，更年期障害の様々な症状の改善
●骨粗鬆症の予防
●高脂血症の予防
●老化による記憶の減退を予防，痴呆の予防
●肌の張りや粘膜の潤いが得られる

デメリット

●子宮出血や乳房症状が認められる
●長期間受けると乳がんのリスクが高くなる
●長期間受けると脳卒中の危険が高くなる
●長期間受けると肺塞栓や心筋梗塞のリスクが高まる

出所：小山嵩夫『指導者用　中高年女性健康教育マニュアル』社団法人日本家族計画協会，p. 57，2003年より一部改変。

ク因子）に合わせて慎重に実施されること、症状や体質、治療目的などによって投与方法を選択すること、定期検診で肝機能や血中コレステロール等の血液検査や子宮がん・乳がんの検査を受けていくことが必要となります。何より、治療を受けるかどうかを決める時に、医師からその優れた点と危険性についてしっかりと説明をしてもらい、納得した上で治療を選択することが大切です（表4）。

(2)　漢方療法

更年期障害の治療としての漢方療法は、不調の原因を根本的に改善するといったものではなく、出ているつらい症状を取り除く治療法であり、ホルモンが減っていく状態に体が慣れるのを助ける方法です。頭痛や関節痛、冷えなど自律神経の乱れから起こる更年期の症状や精神神経症状が主体の場合に効果があるといわれています。効き目が出るまでにある程度時間がかかるのも特徴です。治療をするためには、その人の体質「証」によって同じ症状でも使う薬が異なってきます。

東洋医学では「のぼせ」や「ほてり」は、気が逆行する「気逆」、血液循環が滞る「於血」によるものとされます。「証」によって適応される薬剤は異なるものの、更年期障害に対しては気を整え血流を改善させるような漢方を処方することになります。更年期障害でよく用いられる漢方薬は、当帰《とうき》芍薬散《しゃくやくさん》（めまい・冷え・脱力感など）、加味逍遥散《かみしょうようさん》（不眠・イライラ・のぼせなど）、桂枝茯苓丸《けいしぶくりょうがん》（のぼせ・肩こり・頭痛）で、女性三大漢方薬と呼ばれています。

七　まとめ

日本人の平均寿命が男性七八・五三歳、女性八五・四九歳という時代にあって、更年期はこれまでの人生を振り返り、今後の生き方の方向づけが求められる、ライフサイクルにおいて節目となる重要な時期といえます。「よくここまでがんばってきたものだ」と自分をほめてあげること、心や体の不調に対し、ひと息休んで、「充電期間」と考える前向きなとらえ方も大切ではないでしょうか。その中から、やがて新しい自分や新しい生き方を見出すことができるかもしれません。

この時期を服部氏は成熟期と呼んで、「子どもは育ち、仕事人生も終焉に近づいてきた五〇歳代、心身の衰えは若き日に比べれば間違いなく加わっているが、人生を生きたことからくる知性と情熱、繊細な心の動きに感動したり感動させたりできる、成熟した能力が強まっていることを期待できる年齢である」（服部祥子「成熟期のアイデンティティ」『看護教育』四三（一〇）、八八一〜八八三ページ、二〇〇二年）と述べています。

女性、男性ともに、後半期の人生を充実したものにするために必要な休息や振り返りの時間が、更年期であると言えるかもしれません。

更年期は人生の第二のスタートラインです。

詳しく知りたい方のための参考文献

（1）後山尚久『お互いの心身の変化を理解するために　女性と男性の更年期Q＆A』ミネルヴァ書房、二〇〇五年
（2）野末悦子・メノポーズを考える会他『男も女も更年期から始めよう　九七六人に聞いたその時の変化、これからの準備』ゆうエージェンシー、学陽書房、二〇〇一年
（3）小山嵩夫『指導者用　中高年女性健康教育マニュアル』社団法人日本家族計画協会、二〇〇三年
（4）はらたいら『男も「更年期」がわかると楽になる』主婦の友社、二〇〇二年
（5）マルコム・カラザース著、横山博美訳『男性更年期の謎』人間と歴史社、一九九八年

Ⅵ　体に優しいスキンケアについて

――赤ちゃんからご年配の方まで――

平川道子

一　はじめに

スキンケアと言うと女性をターゲットとした美容的な印象を持たれることと思います。

スキンケアとは、英語の語源では「皮膚病変がないかチェックする」というニュアンスがありますが、日本では「皮膚の手入れをする」「スキントリートメントをする」という意味合いが強いようです。

病院で患者の方やご家族に尋ねられることは、乳幼児では「オムツかぶれの対処方法」、成人では「入浴について」「皮膚の掻痒感について」「床ずれについて」など、ごく日常的なことが多いように感じます。一方では自然環境や生活環境が大きく変化しており、皮膚に大きな影響を与えています。

今回は、赤ちゃんからご年配の方までの、体に優しいスキンケアについて説明します。

二　皮膚に影響を与えている環境の変化について

1　自然環境の変化

オゾンホールは南半球の上空に初春に出現しますが、特に南極上空のオゾンホールは九月から一〇月にかけて大きく広がります。また、日本のみならず世界各地でオゾン層の破壊が進み、紫外線量が増加しています。一九九六年にフロンガスの全廃に向けた取り組みが始まり、ヘアースプレーのフロンはLPGに変更されましたが、今までに放出されたフロンガスにより、オゾン層の破壊が続いています。オゾンの量が一パーセント減少すれば地上に到達する有害紫外線は二パーセント増加するといわれており、紫外線を浴びすぎると皮膚がんや白内障の発生が増加するといわれています。ますます紫外線対策が必要となってきます。

2 生活環境の変化

私たちの生活環境は、以前と比較し少しずつ変わってきています。

日本の住宅は四季の変化に対応した住宅でしたが、現在では新建材やコンクリートでできた住宅・オフィスとなり、機密性が高く密閉され、一年中エアコンや暖房を使用するため、生活環境が低湿化しています。また、日本人は、風呂が大好きで、入浴のとき石鹸をタオルにつけ、擦って汚れを落とす習慣があります。昨今流行した「垢擦り」や、若者が清潔志向のため一日二回も風呂に入るなど、過剰に皮脂を洗い流しています。このため、皮膚のバリア機能が低下し、皮膚本来の機能を果たさなくなっています。加えて、秋から冬にかけて空気が乾燥し、皮膚がかさかさになり、かかとや、指先の皮膚のヒビワレ、体の痒みなどが出現したり、皮膚が白く粉をふいたようになる方が増えています。これは皮膚の水分量が減り潤いがなくなったためモイスチャーバランスがくずれ、皮膚の生理機能が低下していることから起こります。こうなると皮膚のバリア機能が低下し、病気を引き起こすことに

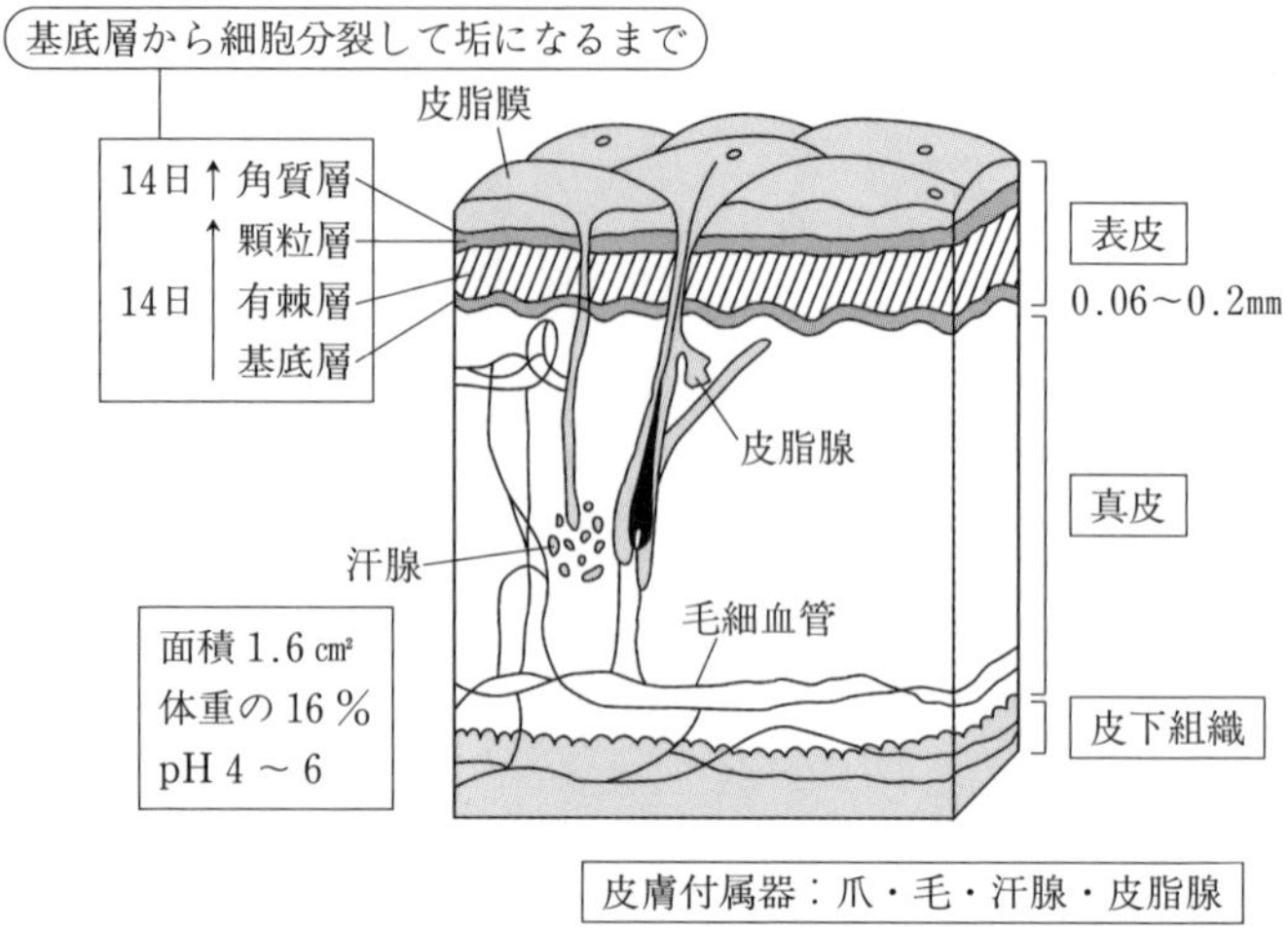

図1 皮膚の構造

なりかねません。皮膚のバリア機能は私たちにとってとても重要です。

三 皮膚の生理機能について

1 皮膚の生理

皮膚の構造は表皮、真皮、皮下組織があり、表皮は角質層、顆粒層、有棘層、基底層に分かれます。皮膚は基底層の細胞が分裂し、それが徐々に角質層まで押し上げられ、垢となってはがれおちます。これが皮膚のターンオーバー（新陳代謝）です。一回のターンオーバーに約二八日程かかります。

本来皮膚は、色々な働きをしています。皮膚にはバリア機能（水分喪失防止作用、保湿機能）、温度調節機能、静菌・緩衝作用、吸収作用などがあります。このような機能で私たちの体を守っています。

(1)　バリア機能

角質層の構造は角質細胞と細胞間脂質でできており、細胞間脂質はセラミド、コレステロール、脂肪酸からなり、これらがバリア機能に寄与しています。バリア機能は保水機能と病原体や刺激物を体内に侵入させないような働きをもっています。このバリアは脂質の膜でできており角質層のすぐ下にあり、通称セラミドの膜といわれています。

(2)　温度調節機能

環境温度の変化に伴い夏はエクリン汗腺が活動し汗を分泌し、体温を下げます。冬は立毛筋が収縮し毛孔からの熱の放散を防ぎ、また血管の血流量を調整し体温を調整します。

(3)　静菌・緩衝作用

皮膚はpH四〜六の酸外套と呼ばれる皮脂膜で覆われており、有毒物質の侵入を防ぎ静菌作用を発揮します。また、緩衝作用とは、酸あるいはアルカリの溶液が皮膚に接触すると、一過性にpHの変動が起きますが、一定時間後には弱酸性のpHにもどることです。

(4)　吸収作用

吸収作用には、皮脂腺を介するものと直接皮膚からのものとがあります。角質水分量の増加、角質剝離や損傷、皮膚温度や湿度の上昇によって経皮吸収が促進されます。

2　皮膚に影響を与える因子

皮膚に影響を与える因子として、加齢、季節、性、副腎皮質ステロイドホルモン、抗がん剤、放射線療法などがあります。

加齢や季節については乳幼児や高齢者のスキンケアの節を参照ください。

副腎皮質ステロイドホルモンは膠原病・炎症性疾患・アレルギー疾患・ネフローゼ症候群などさまざまな治療に用いられます。しかし、副腎皮質ステロイドホルモンを長期に投与されると、皮膚は薄くなり、脆弱な皮膚となります。また、抗がん剤の投与を受ける際に最も影響を受けやすいのは骨髄であり、ほとんどの血液細胞が障害を受けます。皮膚では基底細胞が最も影響を受け角化不全症となり、皮脂腺や汗腺の分泌が抑制されます。また毛根部も影響を受け脱毛の原因となります。

四　乳幼児のスキンケアについて

1　皮膚の特徴

大人の皮膚が二～三ミリメートルの厚さであるのに対し、乳幼児の皮膚は一～二ミリメートルで、大人の半分の厚さしかありません。また完成度が不十分なため脆弱であり、物理的刺激、化学的刺激に対する抵抗が弱く、障害を受けやすくなっています。汗腺は母親のお腹の中にいる胎生七ヶ月頃までに二〇〇万～三〇〇〇万個分布します。生後数日は発汗中枢が未発達なため、温熱に対する反応はありませんが、二歳を過ぎたころには成人並みの能動汗腺数となります。乳児は新陳代謝が盛んで、単位面積あたりの能動汗腺数が成人の数倍あるので、発汗量を多くし熱の放散をしています。汗をかきやすいため、水分を補給しないとすぐに脱水となってしまいます。皮膚pHは、アンモニア、乳酸、脂肪分解産物などの影響で六～六・五くらいと、成人より高くなっています。成人の皮膚は前述のようにpH四～六で酸外套というバリア機能で細菌やウイルスから体を守っていますが、乳幼児のように皮膚pHがアルカリに傾いていると細菌やウイルスが容易に侵入してきます。

以上のような特徴がある乳幼児の肌は、気温の変化・乾燥・ダニ・ハウスダスト・雑菌など外部からの影響をとても受けやすくなっています。

2　オムツかぶれの対処方法

皮膚の特徴を考えたケアが必要です。まず不汗蒸泄や発汗量が多いため、こまめに着替えさせることです。また、排泄物が皮膚に長時間接触しているとオムツかぶれの原因となるため、早めに取り替えることが必要です。

しかし、オムツかぶれは排泄物だけが原因ではありません。オムツの中は排泄物の水分により湿度が上昇し、通気性に欠けるため高温多湿です。このため皮膚は浸軟し、皮膚のバリア機能が低下し、容易にアレルゲンや病原菌が侵入しやすくなっています。浸軟とは、皮膚の角質層の水分が増加しふやけた状態です。

排泄物が付着していると、母親はきれいにとろうとし、石鹸を使い、何度も洗い流したり、擦ったりしてとろうとします。そうすると、洗い流すことでバリア機能を低下させ、擦ることで皮膚に機械的刺激を与え、皮膚にますますダメージを与えています。おしりふき用ぬれティシュを一日五回以上使用すると、皮膚に機械的刺激を加え皮膚炎を起こす可能性があります。便の処理にはベビーオイルか肛門清拭用の潤滑剤を使用しやさしくふき取ります。皮膚炎が起こった場合は皮膚科の医師に相談しましょう。またストーマ（人工肛門）ケアで使用する皮膚保護剤パウダーを使用するのもいいでしょう。最近では紙オムツも吸収性が高く、バックシートの通気性が良いものが商品化されています。オムツの選択も一つの方法です。

乳幼児のスキンケアのポイント

① 着替えやオムツ交換はこまめにします。
② おしりふきはベビーオイルや肛門清拭用の潤滑剤をつかいます。
③ 石鹸は泡を立てて、泡で洗います。
④ 水分は十分にふき取り乾かします。
⑤ 乾燥しているときは保湿剤を皮膚に塗ります。

3　脂漏性湿疹

額や眉のあたりに、かさかさしたフケ状の湿疹が見られることがあります。乳幼児は新陳代謝が激しいため、沐浴の際に洗い残しがあると、湿疹を起こしやすくなります。ベビーオイルでやさしくマッサージし、石鹸で洗い流すと良いでしょう。

五　成人のスキンケアについて

ドライスキン

自然環境や生活環境の変化により、私たちの皮膚は苛酷な条件下に置かれています。若い方でもすねや腕が白く粉をふいたように肌が乾燥しており、ドライスキンとなっていることが多いです。これは角質層の水分保持に必要な、皮脂腺から分泌される皮脂が少なくなるためや、汗腺から分泌される汗が減少し、角質層の細胞間脂質セラミドが減少し、皮膚が菲薄化し乾燥するために起こります。このため風呂上がりや暖かい部屋に入るなど、体が温まると痒みを生じます。また、ひじやひざの裏に湿疹ができたり、皮膚ががさがさし、鳥肌のようになるときがあります。対処方法としてスキンケアで重要なのは、角質層のバリア機能を保持するために、過度の入浴や石鹸の使いすぎに注意し、保湿剤で補うことです。

入浴時の注意点

①　入浴は一日一回にします。

②　ナイロンタイルや軽石で擦らないようにします。

③　お湯の温度はぬるめ（三九〜四〇度）とします。
④　石鹸はよく泡立て、泡で洗います。
⑤　風呂上がりには保湿をします（スキンローション、クリームなど）。

六　高齢者のスキンケアについて

1　皮膚の特徴

自然の老化では加齢とともに皮膚は萎縮傾向となります。下腿の皮膚は特に萎縮傾向がみられます。皮膚の厚さはあまり変化しませんが、ターンオーバーにかかる時間は長くなり、角質細胞のサイズが大きくなり、皮脂分泌が減少し、細胞間脂質の新陳代謝が遅延し、皮膚のバリア機能の回復が遅くなります。皮膚表面は扁平化し、接合も脆弱化します。また、弾性繊維も断裂減少し皮膚は弾性がなくなり、菲薄化します。色素細胞数も減少するため、皮膚色は薄く、毛髪も白色化し密度も低下します。よって、皮膚の機械的強度は低下し、炎症反応や免疫機能も低下します。

また、冬になると高齢者のすねや腰まわりの皮膚がかさかさし、きめが粗く白く粉をふいたようになります。この状態を老人性乾皮症と呼びます。六〇歳以上の人の九五パーセントが乾皮症で、この半数が痒みをともなっているといわれています。

原因は加齢によって起こる、皮脂分泌能の低下による角質の水分保持能力の低下、天然保湿因子セラミドの減少、皮膚保護作用の低下、外気の乾燥、暖房による乾燥、気温低下による発汗量の減少、入浴時の洗いすぎなどが挙げられます。

2 対策

前述しました入浴の注意点の他に、以下のようなものがあります。

① 部屋の湿度を調整（加湿器）し、暖房を入れすぎないようにします。
② 電気毛布を長時間使用しない（できるなら避ける）ようにします。
③ 風呂のあとは、保湿剤をつけます（早めに）。
④ 特に下腿、大腿、腰背部の痒みが強い場合は皮膚科医師に相談しましょう。
⑤ 下着は化学繊維は避け、木綿か絹が良いでしょう。
⑥ 爪の手入れをします（引っかき傷を作らないように）。
⑦ 軟膏やクリームで保湿します（尿素製剤、ヘパリン類似物質軟膏、ビタミン配合軟膏、尿素配合軟膏、ビタミン配合軟膏、尿素・ビタミン）。

保湿剤の適正な使用量は、片側の上肢に対して約一・〇～一・五グラム程度（三FTU程度）必要です。人差し指掌側の第二関節から指の先端までにチューブから軟膏をのせると約〇・三～〇・五グラムであり、これを一FTUといいます。保湿剤を外用した皮膚にティシュペーパーが軽くくっつく程度が理想的でしょう。

七　褥瘡（床ずれ）について

褥瘡《じょくそう》とは一般に言う床ずれのことです。褥瘡は病気などで長時間動けなくなった場合に発生します。高齢者ではドライスキンに加え、栄養状態の低下、尿や便、または発汗による皮膚の汚染、移動時に伴うずれ力のため、褥瘡が容易に悪化します。褥瘡の好発部位は仙骨部が最も多く、ついでかかと、大転子部の順です。

褥瘡の予防

褥瘡は予防が第一です。できてしまうと治すには大変な労力がかかり、患者には痛みや医療費などの負担をかけます。褥瘡を予防するには、次の方法があります。

(1)　体圧の分散

体位変換は原則として二時間毎に行います。これは、骨突出部位のない殿筋で体重を支える原理です。基本の体位はクッションを使用し右三〇度側臥位、仰臥位、左三〇度側臥位、仰臥位と二時間毎に行っていきます。こうすると、体圧が同じところに長時間かからないため、褥瘡が発生しません。

(2)　体圧分散寝具

やせている方や高齢者の方は、殿筋が萎縮し骨が突出しているため、エアーマットレスなどの体圧分散寝具が必要です。また意識がない方や、麻痺がある方にも、もちろん必要です。体圧分散寝具は厚みが厚いほど体圧を分散することができます。しかし一方では、柔らかくなるほど寝返りをうちにくくなるので、使用する方の体位変換能力を考え選択しましょう。

(3) 車椅子使用時の予防

車椅子に座っているときも体圧分散のためのクッションが必要です。また座っている姿勢も重要です。車椅子に座っている姿勢が傾いていたり、前にずれていると座骨結節部や尾骨に褥瘡が発生します。クッションを用い九〇度ルール（股関節、膝関節、足関節を九〇度とし、足底前面が床やフットレストにつく姿勢）で姿勢を保持しましょう。このようにすると大腿後面で体重を支えることができ、褥瘡は発生しないでしょう。

(4) 湿潤

発熱や便・尿失禁があり皮膚が湿潤していると、皮膚が傷つきやすくなります。汗をかいたら寝衣を取り替えましょう。また、便・尿失禁がある場合はオムツ交換をこまめに行い、皮膚のケアを行うときは乳幼児のケアと同じく、皮膚を擦らないようなケアが必要です。

(5) 栄養の整え

低栄養であれば、褥瘡発生の危険性が高くなります。一日の食事量のチェックを行い、不足分は栄養補助食品などで補いましょう。

八　まとめ

以上、赤ちゃんからご年配の方までの皮膚の生理をふまえ、スキンケアについて述べてきました。私たち日本人は、温泉や風呂が大好きです。入浴のとき石鹸をタオルにつけ、擦って汚れを落とす習慣があります。そのため、過剰に皮脂を洗い流しています。

赤ちゃんからご年配の方全員に共通することとして、入浴時は皮膚をゴシゴシ擦らない、石鹸は泡を立てて泡で洗う、皮膚が乾燥している時はスキンローションやクリーム等の保湿剤を使うことをお勧めします。

また、皮膚がドライスキンになっていると脆弱となり、寝たきりの方には褥瘡が発生しやすくなります。ドライスキンにならないよう保湿には気をつけ、自分の肌をいたわりましょう。

参考文献

(1) 日本看護協会認定看護師制度委員会創傷ケア基準検討会編著『スキンケアガイダンス』日本看護協会出版会、二〇〇二年
(2) 山崎洋次・溝上祐子『小児のストーマケア・排泄管理の実際』一一四〜一一五ページ、へるす出版、二〇〇三年

（3）宮地良樹他『皮膚科診療プラクティス5　スキンケアの実際』六～一五ページ、文光堂、二〇〇一年
（4）真田弘美『褥瘡ケア完全ガイド　予測・予防・管理のすべて』学研、二〇〇四年

VII

からだの凝りの解消法

―ストレッチ体操の効果―

今石喜成

一　はじめに

健康であるためには、食生活を正すことが極めて大切なのは言うまでもありませんが、「運動・休息・リラクセーション」のバランスがとれた生活を送ることも重要です。このバランスが崩れると体の不調が凝りとなり自覚されるのではないかと考えられています（図1）。このバランスを崩す要因として、生活習慣やストレスがあげられます。日ごろ運動不足と感じていても運動をなかなか実行できない人、仕事に追われてストレスを発散できない人などが増えており、社会的にも問題になっています。しかし根本的には個人の意識の問題が大きいと思われます。それでは何から始めればいいのでしょうか？

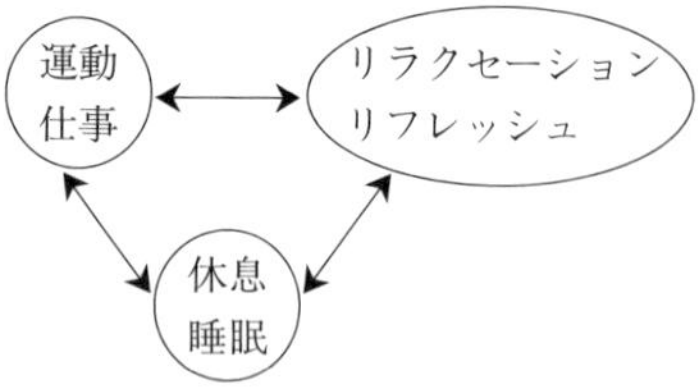

バランスのとれた生活が重要です。このバランスが偏ったり，不十分だと体の凝りとして出現すると考えられています。

図1　体調のサイクル

効果的な休息をとるため、安全で有効な運動を行うため、筋の緊張を取り除き神経や精神をリラクセーションさせるためには「ストレッチ体操」が一助になると思います。本章では、皆さんに理解して実践していただくためにストレッチ体操の基本を紹介したいと思います。また運動不足で肥満傾向の方へ有効な運動についても紹介します。

二　ストレッチ体操とは

わが国でストレッチ体操が一般に行われるようになったのは、ＮＨＫ放送のラジオ体操が始まりであるといわれています。しかしラジオ体操は、運動前のウォーミングアップや精神機能の奮起を主眼としているため、ストレッチに関してはあまり重視されていませんでした。一九七五年に米国のボブ・アンダーソン（Bob Anderson）が「STRETCHING：ストレッチング」という反動をつけないで行う柔軟体操「スタティックストレッチング」を発表しました。これは筋肉をゆっくり伸ばし、その伸びた状態を維持するというもので、現在のストレッチ体操の基本となっています。分かりやすく言えば「イチ・ニー・サン」と号令をかけ、はずみ（反動）をつけて行うものや、相手が力いっぱい押したり引いたりする運動は柔軟性が向上せず、逆に筋肉等を傷つける場合があります。こういった反省から、反動をつけたり、痛みをこらえたりしながら行うのではなく「筋肉をゆっくり伸ばして、その状態を維持する」体操が現在の柔軟体操といえます。とはいえ、ラジオ体操で育った我々は、えてして自分を含め子供たちの指導にも依然として「イチ・ニー・サン」と号令をかけたストレッチ体操をしている場面が多く見られます。しかしながらラジオ体操が無駄な運動というわけではなく、運動前にストレッチ体操を行い、直前の準備体操としてラジオ体操のように反動をつけた運動を行うことが望ましいといえます。

1　ストレッチ体操の目的

ストレッチ体操の主要素である柔軟性には、関節の運動可動範囲（関節可動域）が大きいことが重要であり、関節可動域が大きいことは柔軟性が高いといえます。したがってストレッチ体操は、直接的に筋や腱、間接的に靭帯を伸ばすことにより、関節全体の可動域を拡大することで柔軟性を得ることができます。たとえば頸部、腹・背部の筋群の柔軟性が欠けると、腰痛や肩こりなどの原因になることがあります。柔軟性を得ることは、筋肉や関節の障害を予防し、同時に筋肉や精神に対するストレスを軽減させます。

2　ストレッチ体操の効果

① 筋・腱・靭帯などの障害を予防します。
② 筋肉の緊張を和らげリラックスさせます。
③ 激しい運動や速い運動に反応できるようになります。
④ 関節の可動域を大きくします。
⑤ 体性感覚（皮膚表面など浅部の感覚に加えて筋・腱など深部の感覚）を向上させます。
⑥ 血液の循環を促進させます。
⑦ 心身を癒します。

3 伸張反射

筋肉が過度に引っ張られると、筋の中にある感覚装置が働き、筋肉がそれ以上伸ばされて障害を起こさないように反射的に筋肉を収縮させる働きがあります。これは無意識に筋肉の伸びすぎを予防する生体の防衛機構であり、未然に身を守ってくれます。これを伸張反射と呼びます。ストレッチ体操を行うとき、この伸張反射が発生しないように行わなければいけません。ストレッチはゆっくりと筋肉を引き伸ばしていき、筋の緊張を感じる直前に止めて、痛みが出るほど伸ばさないことが重要です。反動を付けてのストレッチは、筋肉内の感覚装置が強く反応して筋肉を収縮させるように働き、伸ばす動作とは逆の作用をすることとなります。

三　呼吸法

自律神経調節機構の中で、呼吸のみ調節が可能です（心臓の動きや脈拍、体温や汗は調節できません）。呼吸法にもいろいろな方法がありますが、吐くことに意識を集中させることが重要です。代表的な呼吸法に腹式呼吸があります。私たちが通常行っている呼吸は胸式呼吸といい、胸を動かして行われています。一方、腹式呼吸はお腹を膨らませて息を吸い込み、お腹を引っ込ませて息を吐き出します。これは肺の下にある横隔膜の上下運動により行われます。この腹式呼吸により、脳への酸素供給量を大きくさせ自律神経の働きを調整し、体全体の働きを活発にする効果があります（図2）。ま

腹式呼吸	**胸式呼吸**
胸部（肺）を縦に広げる	胸部（肺）を横に広げる
↓	↓
横隔膜が自律神経を刺激し，血行を促進	胸が圧迫され，周囲の筋が動かなくなり血行不良
↓	↓
深い呼吸 内臓が活性化	浅い呼吸 酸素不足

通常行っている呼吸は胸式呼吸といい，おもに胸郭の運動により行われます。一方，腹式呼吸は横隔膜の上下運動による呼吸であり，血行が良くなり，リラクセーション効果等があります。

図 2　呼吸の種類と機能

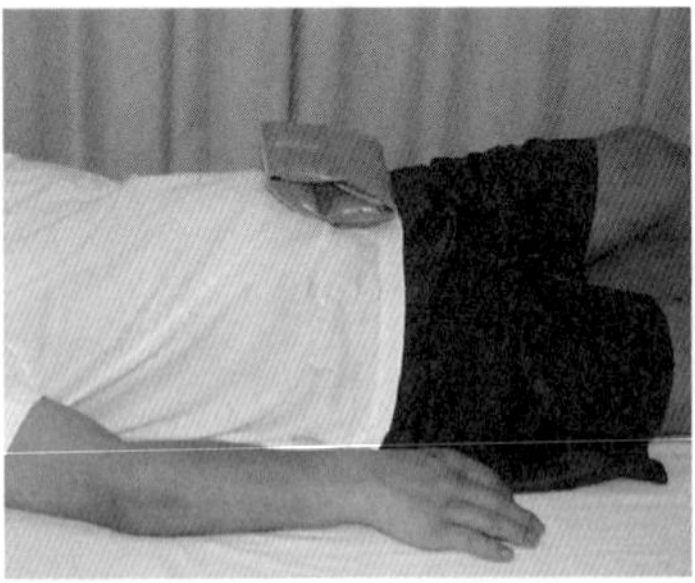

b　お腹に 1 kg程度の重しを載せて行うと意識が集中し易いです。

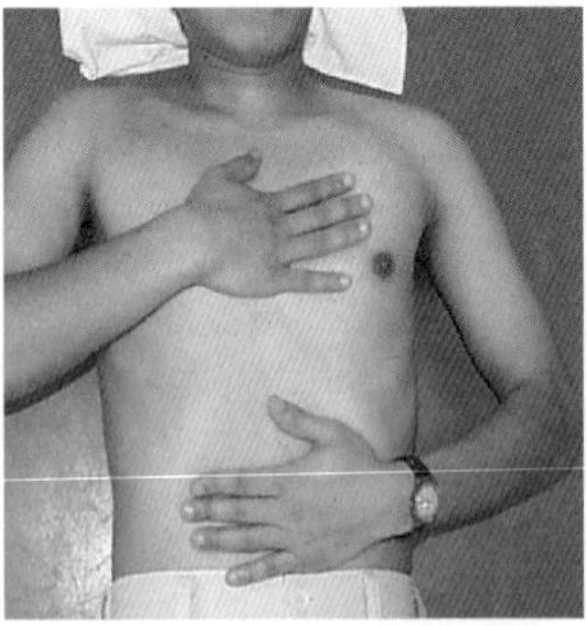

a　胸の上に手を置き，胸郭が動いていないか確認します。お腹の手で腹部が上下できているか確認します。

図 3　腹式呼吸法の練習方法

た心を安定させ、リラクセーション効果も見られます。上手に呼吸を調整することで効果的なストレッチ体操が可能になります。

腹式呼吸の仕方（図3）

① 肺の中の空気を吐きます。
② 息を止めます（約一秒）。
③ お腹を膨らませながら、鼻で息を吸います（約三秒）。
④ 吸った時の二倍の時間で口から吐きます（約六秒）。
⑤ それを繰り返します（約一〇〜一五回）。
⑥ 疲労を感じた時や就寝前に行うと効果的です。

四　ストレッチ体操の実際

動作の開始時より息を吐きながら、ゆっくり行います。痛みの無い程度まで伸ばしたところで一〇秒程度保持します（この時息は止めずに吐きながら行います）。初心者であればここまでで十分です。ストレッチに慣れてきた中・上級者は、伸ばした所で、腹式呼吸を二〜三回行い保持します（時間にして約三〇秒）。回数としては、左右三回より徐々に回数を五回程度まで上げるように行います。

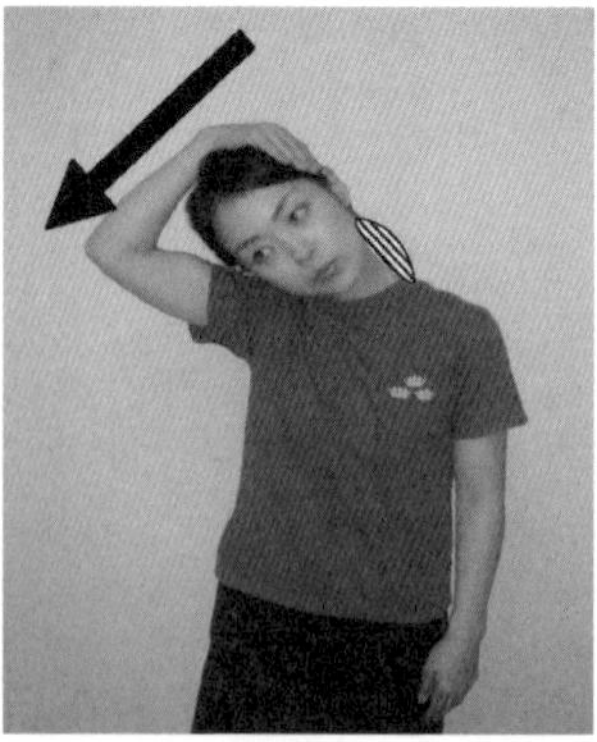

a　頸部側面のストレッチ

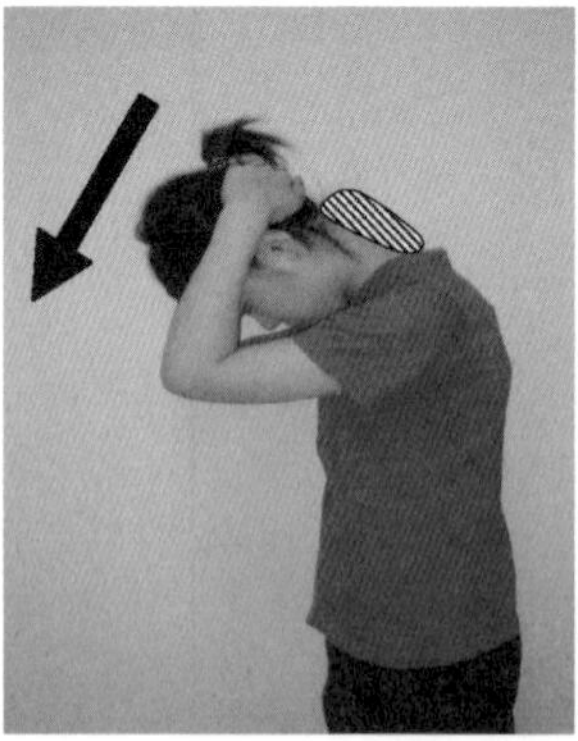

b　頸部後面のストレッチ

図 4　頸部の筋群のストレッチ体操

注意点としては、

① 伸ばしている筋肉を意識しながら、ゆっくり伸ばします。

② 勢いや反動をつけません。ゆっくり「気持ちいい」と感じるところまで伸ばして、痛いと感じる手前で止めます。

③ 左右の筋肉を同じように伸ばします（右腕を伸ばしたら左腕、背中を伸ばしたらお腹、といった具合に対で行います）。

④ 筋肉への負荷は徐々に上げます。一セットの中で、一回目より二回目を強く、といったように徐々に負荷を上げます。いきなり最初から強い負荷をかけると筋肉を痛めます。息は止めず、吐きながら今伸ばしている筋肉をイメージして意識を集中させます。（図4・5・6・7）。

図には代表的なストレッチ体操をあげていますが、この運動にこだわらず自分が行っている体操に呼吸法と注

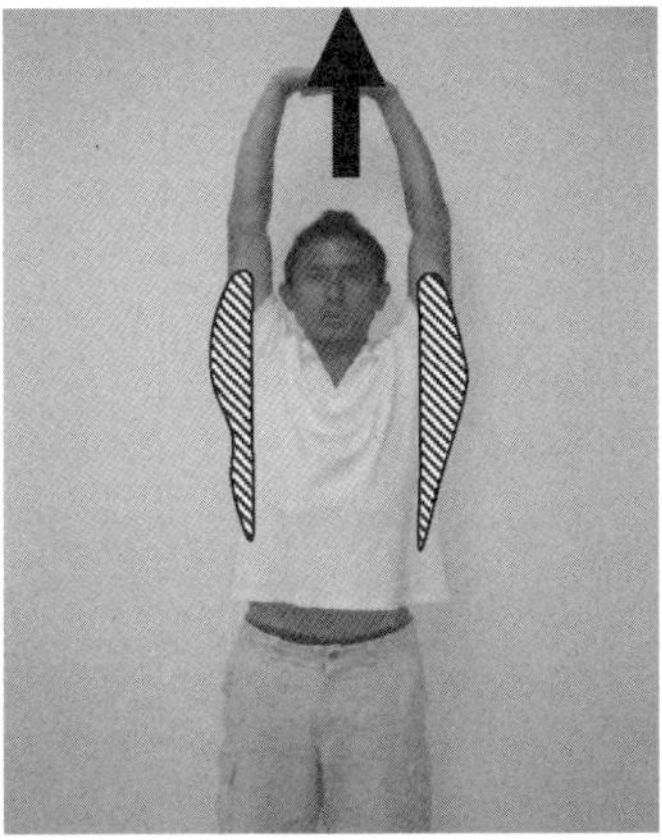

b　両肩と体幹側面のストレッチ

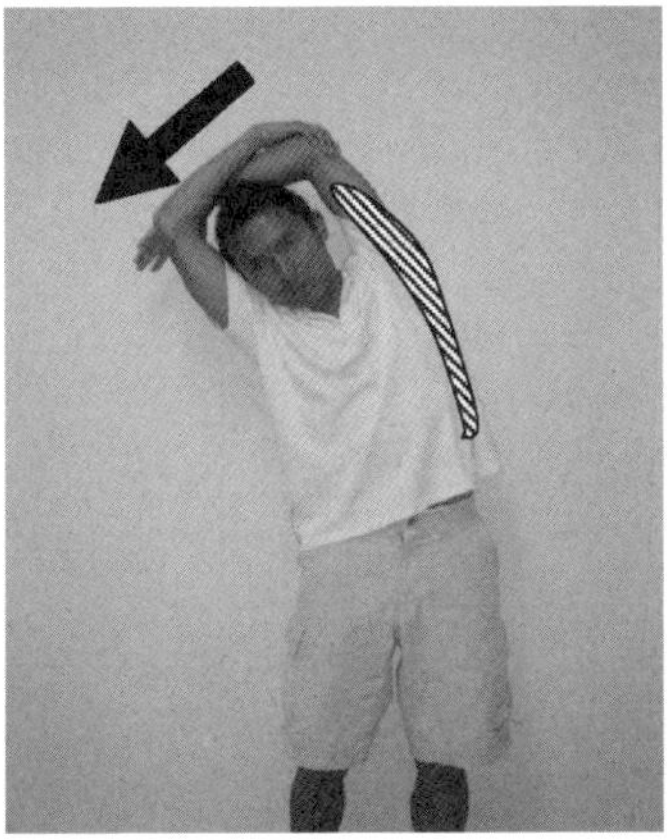

a　体幹側面のストレッチ

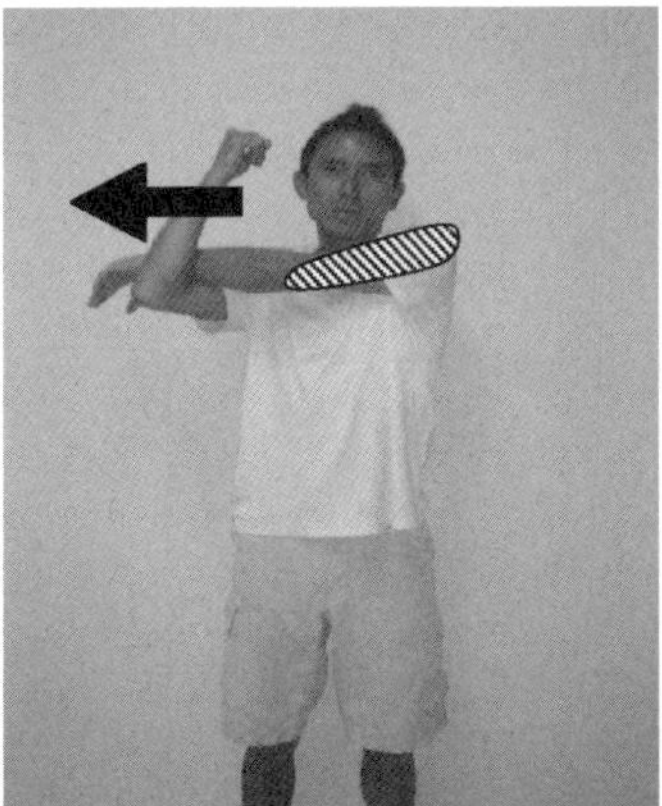

d　上腕部後面のストレッチ

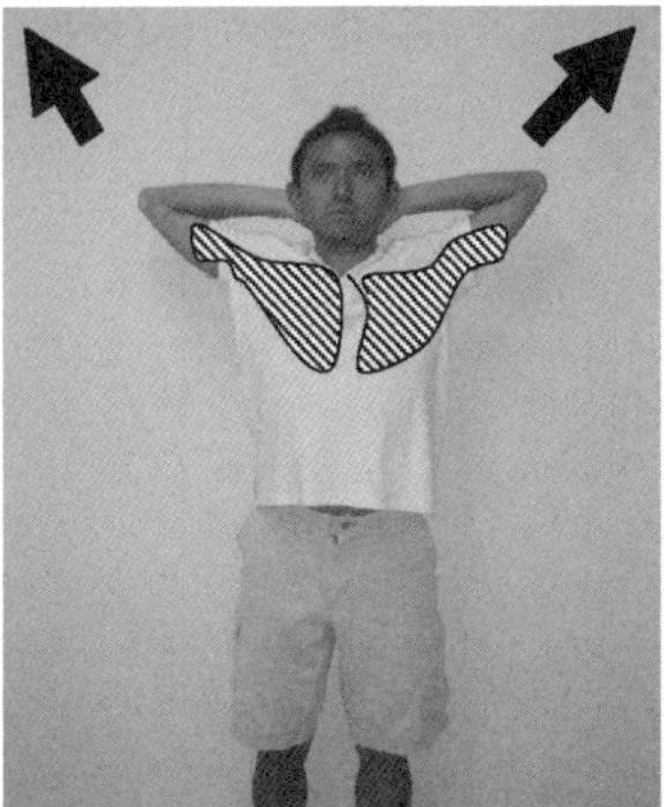

c　胸部のストレッチ

図 5　肩関節周囲筋群のストレッチ体操

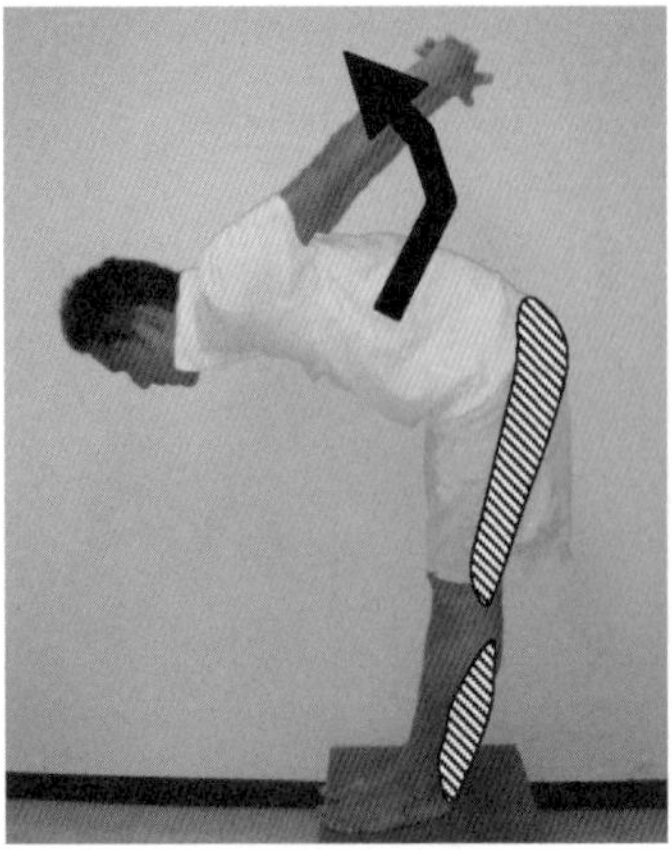

b　アキレス腱，大腿部後面のストレッチ

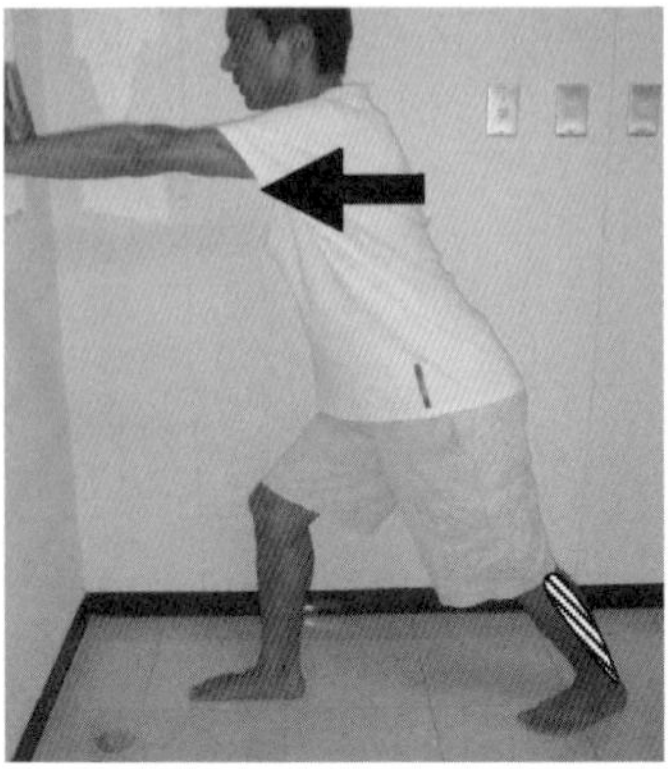

a　アキレス腱のストレッチ

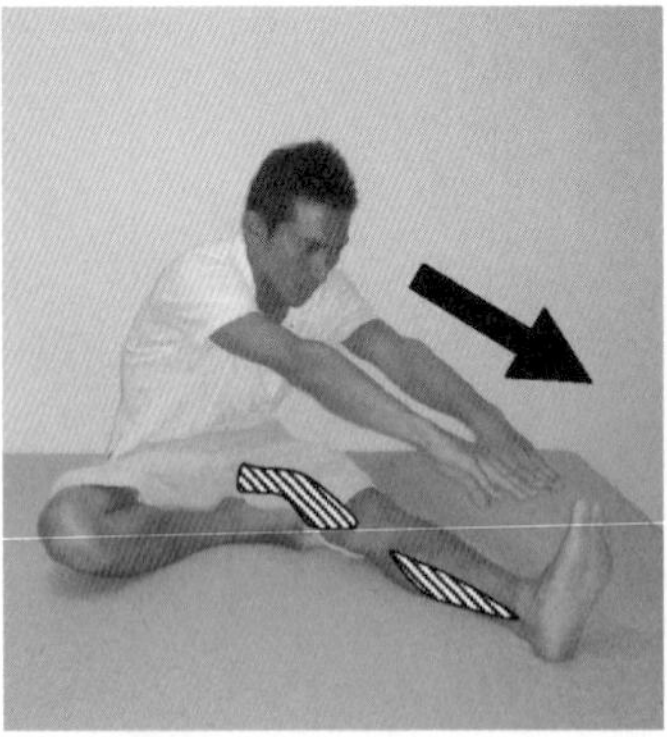

d　腰と股関節・大腿部後面のストレッチ

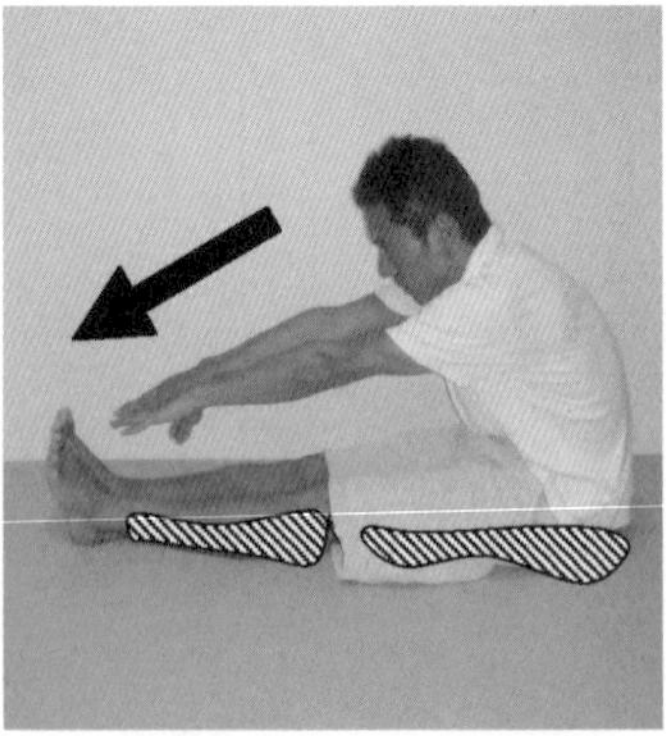

c　体幹後面と腰・大腿部後面のストレッチ

図 6　下肢周囲筋群のストレッチ体操

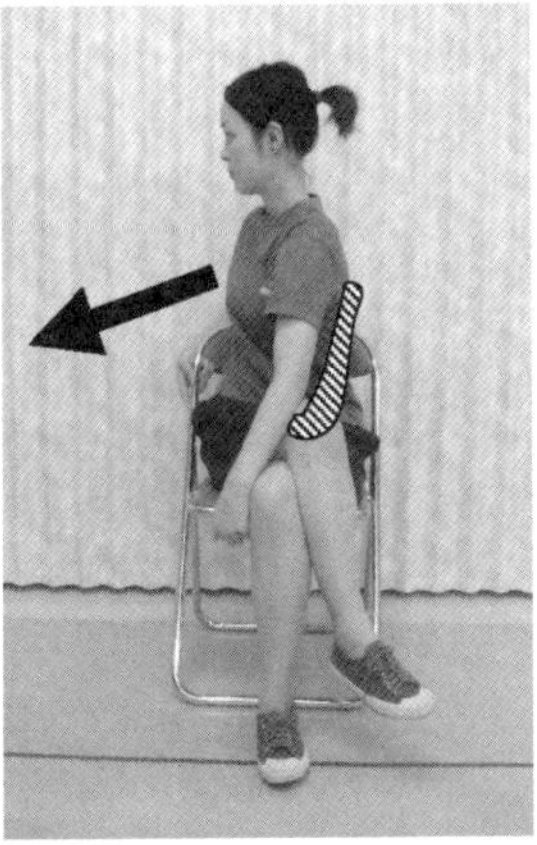

a　体幹側面のストレッチ（座位にて）

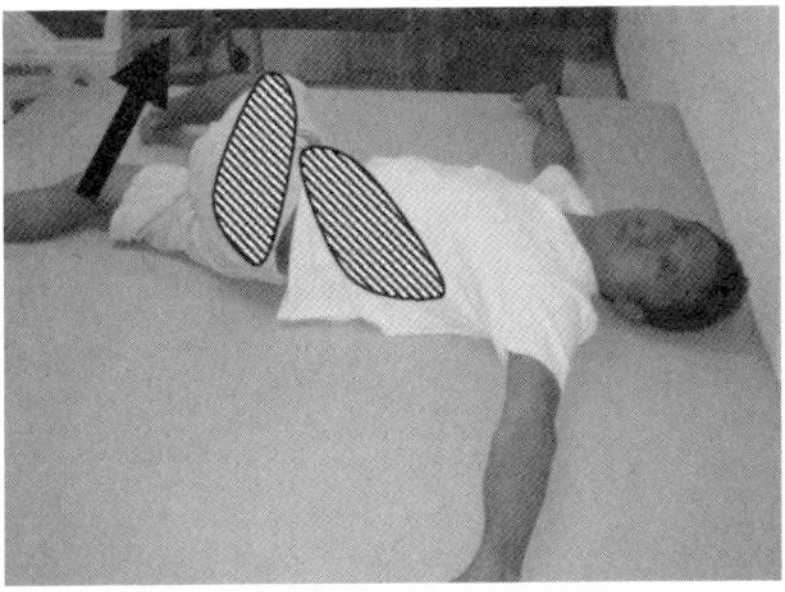

b　体幹側面，大腿部側面のストレッチ

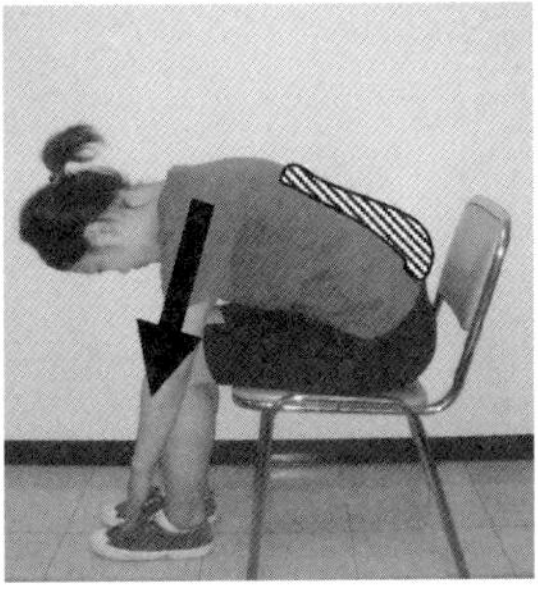

c　体幹後面のストレッチ（座位にて）

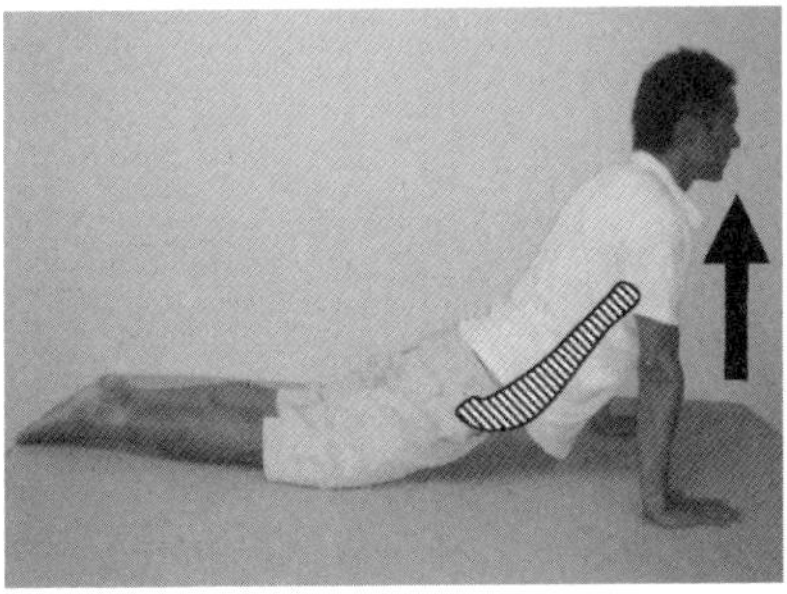

d　体幹前面のストレッチ

図 7　体幹周囲筋群のストレッチ体操

意点を付け加えて実施していただいて結構です。

五　ストレッチ体操と運動

ストレッチ体操だけでも癒しの効果はありますが、さらに運動を組み合わせることで体調のサイクルバランスが整い、より効果的となります。また生活習慣やストレスで肥満傾向の方は、特にストレッチ体操と運動の組み合わせをお勧めします。ダイエットも体の凝りの解消に効果的に働きます。ストレッチ体操と運動を行う場合、運動前のウォーミングアップと運動後のクールダウンにストレッチ体操を行います。

1　ウォーミングアップ・クールダウン

ウォーミングアップには、体温を上昇させ、心肺機能や筋肉に過度の負担をかけないようにして、ケガや事故を予防する効果があります。クールダウンは、疲労回復の促進と血液循環に過度の負担をかけないように筋のポンプ作用の継続を行います。このウォーミングアップとクールダウンにストレッチ体操を用います。

2 運動の効果

① エネルギー消費が増加します。
② 体重（体脂肪）が減少します。
③ 血糖及び脂質の代謝を改善します。
④ 心臓・肺の機能が改善し、それらの機能を強くし持久力が向上します。
⑤ 運動中の呼吸困難や不安感が改善し、日常生活動作の拡大と生活の質の改善が期待できます。
⑥ ストレスの発散、精神的安定効果が得られます。

3 運動の種類

(1) 有酸素運動

「いつでも、どこでも、一人でできる運動」であり、全身の筋肉をリズミカルに使い、ある程度持続可能な運動のことです。一般的には、ウォーキング、散歩、体操、自転車、ジョギングなどが習慣化しやすい運動です。

(2) 無酸素運動

瞬発力に優れた筋肉を用いた運動です。筋肉を目に見えて肥大させるのに効果的で、スクワットや腕立て伏せなどに代表される運動を指します。しかし有酸素運動と比べ短時間しか持続できず、疲労を伴う運動です。しかし筋力トレーニングも組み合わせて行うとダイエットには効果的です。

4　運動の強度

中等度の強度で、運動中に「楽である」または「ややきつい」と感じる程度が最適だといえます。一分間の脈拍を参考にするといいでしょう。最適な脈拍は、一分間に一〇〇～一二〇回程度です。

5　運動の負荷量

従来は、運動を開始してしばらくは筋肉や血液中の糖分がエネルギーとして働き、開始後二〇～三〇分で脂肪がエネルギーとして使われるため、運動の継続時間は二〇～六〇分とされてきました。しかし最近では、一〇分程度の細切れ運動でも、合計時間が同じならば持続した運動と減量効果に差がなく、さらに血圧低下、コレステロールや中性脂肪の改善も、持続した運動と同等の効果があるといわれています。持続時間にこだわると、運動の機会が減りがちなので、細切れの運動を数多く行って、運動の総量を増やすことが大切です。一日に総運動時間を六〇分とし、運動に慣れてきたら時間を少しずつ増やす努力をしましょう。

6　運動の頻度

週に三日から五日を目標に行いましょう。減量のための運動はトレーニングではなく、エネルギー消費の増加が目的のため、できれば毎日体を動かすことを習慣にすることが大切です。休日にまとめて六〇分、平日は一〇分を五～六回と、組み合わせて行うといいでしょう。

7 最適な運動開始時間帯

脂肪燃焼効果があるのは朝食前です。これは体がエネルギー不足を察知し、蓄積された脂肪をエネルギーにしようとするためです。しかし運動後は体内の糖質も消費するため、肝臓のグリコーゲンが消費され、空腹中枢を刺激し、消費した以上に摂取してしまうことが多くなります。このため食後一～二時間が運動に最も適した時間といえます。

六 おわりに

年齢を重ねると体のバランスが崩れるため、凝りや痛みが発生し、自身に注意を促します。この体の信号を軽視すると病気へと進行する可能性があります。体からの注意サインを自覚し、積極的に体の凝りを解消する努力をしましょう。あなた自身の癒しと健康のために。

詳しく知りたい方のための参考文献

（1）マイケル・J・オルター『イラストでわかるストレッチングマニュアル』大修館、二〇〇二年
（2）栗山節郎『ストレッチングの実際』南江堂、一九九四年
（3）中村栄太郎『肩こり腰痛のストレッチング』金原出版、一九八五年

（4）猪崎恒博『ストレッチング』西東社、一九九七年
（5）永田　晟『呼吸の奥義――なぜ「吐く息」が大切なのか――』講談社、二〇〇〇年

Ⅷ　こころの凝りの解消法

——ストレスとの上手なつきあい方——

舞弓京子

一　はじめに

現代社会は「ストレス社会」といわれるように、日々いろいろなことが起こり、人々はストレスを感じています。また情報化社会になり、便利になりましたが、情報が増えた一方選択肢も多くなり、目まぐるしい時代の流れについていくことは大変です。いろいろな刺激によって、こころは疲れを感じずにはいられません。

こころが疲れると、感動したり、意欲をもって何かをやろうとすることができなくなり、食欲不振や睡眠がとれないなど、さまざまな体の症状が出現します。このようにこころが固く、反応が鈍くなった状態をここでは「こころの凝り」ととらえます。こころの凝りは目で確認することはできないため、なかなか気づかれず、疲れは蓄積し、こころはかなり固くなった状態で発見されます。こころが凝るプロセスにはストレスが深く関与しています。

二　ストレス度チェック

こころの凝りの程度、つまり現在のあなたのストレスの程度を測定してみましょう。図1は、桂・村上によって開発された、簡易ストレス度チェックリストです。実際にチェックしてみて下さい。判

簡易ストレス度チェックリスト（桂・村上版）（SCL—KM）

次のＱ１では３つのうちの１つに，Ｑ２ではあなたにあてはまるものに，○印をつけてください。（Ｑ２はいくつつけてもかまいません）

Ｑ１　あなたは現在

1	まったくストレスを感じていない
2	ときどきストレスを感じる
3	慢性的にストレスを感じている

Ｑ２

	症　　　状
1	よくかぜをひくし，かぜが治りにくい
2	手，足が冷たいことが多い
3	手のひらや，わきの下に汗をかくことが多い
4	急に息苦しくなることがある
5	動悸がすることがある
6	胸が痛くなることがある
7	頭がスッキリしない（頭が重い）
8	眼がよく疲れる
9	鼻づまりがすることがある
10	めまいを感じることがある
11	立ちくらみしそうになる
12	耳鳴りがすることがある
13	口のなかが荒れたり，ただれたりすることがよくある
14	のどが痛くなることが多い
15	舌が白くなっていることがある
16	好きなものでも食べる気がしない
17	いつも食べ物が胃にもたれるような気がする
18	腹が張ったり，痛んだり下痢や便秘をすることがよくある
19	肩がこりやすい
20	背中や腰が痛くなることがよくある
21	なかなか疲れが取れない
22	このごろ体重が減った
23	なにかするとすぐに疲れる
24	気持ち良く起きられないことがよくある
25	仕事をやる気が起こらない
26	寝つきが悪い
27	夢を見ることが多い
28	夜中に目が覚めたあと，なかなか寝つけない
29	人とつき合うのがおっくうになってきた
30	ちょっとしたことでも腹がたったり，イライラしそうになることが多い

出所：㈶パブリックヘルスリサーチセンター『ストレススケールガイドブック』p. 415，実務教育出版，2004年。

図１　簡易ストレス度チェックリスト

定はQ2のチェック数で判定します。Q2のチェック数が〇～五は正常で、現状維持でよいでしょう。六～一〇は軽度ストレス状態で、休養をとることが必要になります。一一～二〇は中等度ストレス状態で、リラクセーションを積極的に行ったり、専門医に相談をすることが必要かもしれません。二一～三〇は強度ストレス状態で、専門医を受診し治療することが必要となってきます。Q1で主観的に感じるストレスとQ2でのストレス判定結果は一致していたでしょうか？ このようなチェックリストで定期的にストレス度をチェックして、こころの凝りの状態を確認していくことは、こころが凝っていくのを予防するために必要なことです。

三　ストレスを感じるプロセス

人々は日々さまざまなことにストレスを感じる状況にあります。ストレスを引き起こす出来事は、大きく二つに分類できます。一つは、誰もが生きていく中で体験するライフイベント（Life events）です。ホームズとレイは人生にとって一番重く、厳しい出来事は「配偶者の死」であり、次に「離婚」「失業」などが続くリストを作成しました。

これに対し、ライフイベントほど大きな出来事ではありませんが、日常生活の中には、ささいなことで煩わしく感じたり、イライラすることがたくさんあります。例えば物を失くしたり、将来のことを考えたり、気の進まないつきあいをしたり、ローンを抱えていたり、さまざまなことに対し人々は

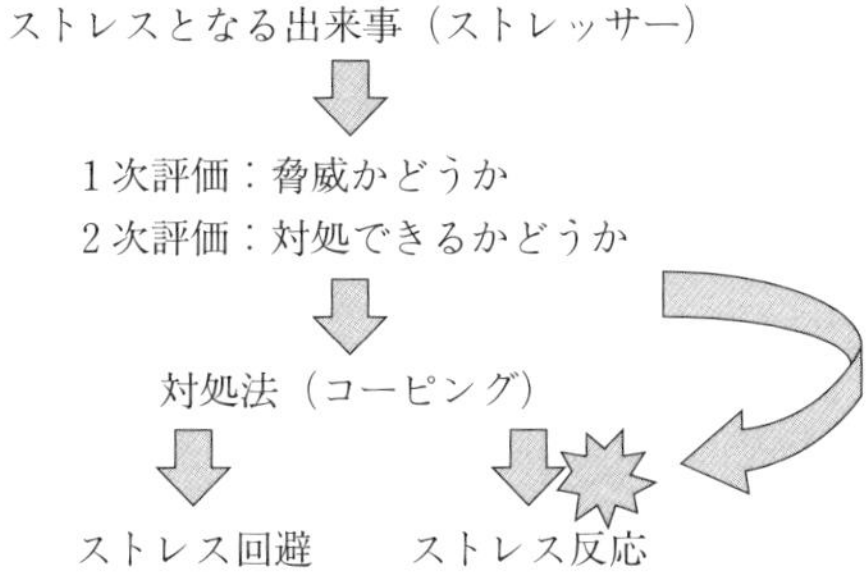

図2　ストレスを感じるプロセス

ストレスを抱えています。ラザルスは、これらを日常苛立ちごと（Daily hassles）とし、ストレスが生じる原因（ストレッサー）になっており、ストレスは環境と個人の相互作用によって生じると説明しました。

ラザルスは、ストレスのプロセスについて、原因と結果の直線モデルではなく、同じ出来事を体験しても、ストレスとなるか否かには個人差があり、ストレッサーを個人がどのように評価するかで異なると説明しました（図2）。人はストレッサーについて、意識的または無意識的に、まず自分にとって脅威となるものかどうかを評価します。これが一次評価です。次にこの刺激に対し、対処できるかどうかを査定します。これを二次評価といいます。これらの認知的評価がストレスに対する反応、つまりストレス反応（stress response）になるかどうかの違いをもたらすと説明しました。

例えば、試験というストレッサーに対し、ある人は一次評価として「嫌だな、成績が悪かったらどうしよう」といった脅威を抱くかもしれません。しかし、「計画的にやればできる」「いつも試験はうまくクリアしてきた」など何らかの対処法を持っており、実際試験勉強をするという対処法、つまりコーピング（coping）を行えば、試験を一時的にはストレスと感じますが、ストレス反応は少なく、万全の姿勢で臨むことができます。このように、「いつもできる」といった経験の習熟や、「自分はやろうとすればできる自信がある」といった自尊感情や自己効力感、コントロール可能感をもっているかどうかが認知的評価に大きな影響を及ぼすとラザルスは考えました。このようにストレスは、時には向上心の源や動機付けとなり良い刺激となることもあります。

一方、同じような一次評価を抱きながら、二次評価では「どうしたらよいかわからない」「いつも悪い成績でうまくいかない」「自分は何をやってもだめだ」と評価すると、ストレスとなり、さまざまなストレス反応が生じます。胃が痛くなったり、集中力がなくなったりして、その結果非常に緊張した状態で試験を受けなくてはならなくなります。このように自尊感情の低さや、ネガティブ思考は混乱や緊張といった状態をもたらします。

つまり、ストレスになるかならないかは、その人の認知的評価やコーピングによるところが大きく、認知的評価を変え、コーピングを増やすことによってストレスを軽減したり、ストレスと感じないようにすることができます。

四　ストレスにどのように対処するか?

コーピングには次の四つのパターンがあります。

(1)　問題解決型コーピング

これは問題を解決するために情報を収集したり、計画を立てたりして解決していく対処法です。

(2)　情動中心型コーピング

肯定的に考えようとしたり、考えないようにしたり、時には泣くことですっきりしたり、気晴らし、気分転換をしたりという感情面での対処法です。

(3)　社会支援型コーピング

いろいろな資源を活用し、例えば人に話をきいてもらったり支援を求める対処法です。

(4)　自己解決型コーピング

このコーピングは、特にうつ病の方や学生との関わりの中でみることの多いコーピングパターンです。このタイプは「自分の問題は自分で解決しなければ」という意思が強く、一生懸命に問題解決型コーピングや情動中心型コーピングを用いて対処しようとします。しかし結局解消されず、空回りし、焦り、その結果自分で自分を追い込んでしまうことになっています。

このコーピングの問題は、自分自身の認知的評価が変わらず、同じコーピングを繰り返すので良い方向へなかなか向きを変えることができないことです。また自分一人でやっているので孤独になり、煮詰まった状態になってしまいます。認知的評価を少しずつ変えることにより、こころを少しずつほぐし、しなやかにするという方法が有効になります。

五　ストレスマネジメント

こころの凝りをほぐし、しなやかにするためにはストレスとうまくつきあえるようになることが重要です。ストレスマネジメントはよく聞く言葉の一つですが、ストレスにうまく対処する方法です。現在、さまざまなストレスマネジメントが紹介されています。ストレスは環境と個人の相互作用で生じると述べてきました。ストレスマネジメントは、環境への介入、個人への介入に大きく分類できます。環境への介入では、ストレスを引き起こしている環境について改善できることはないかを考え、介入していきます。例えば、ストレッサーそのものの軽減・除去、環境改善、組織への介入などです。個人への介入は、ストレスのプロセスにそってさらに分類すると、認知的評価への介入、コーピングへの介入、ストレス反応への介入に分類できます。今回は個人への介入について考えていきます。

認知的評価への介入は、個人のストレスに対する認知的評価つまり自分自身の受け止め方の癖やこだわりなどを理解し、再検討することです。ここでは、認知行動療法の基本モデルを用いた方法をご紹介します。

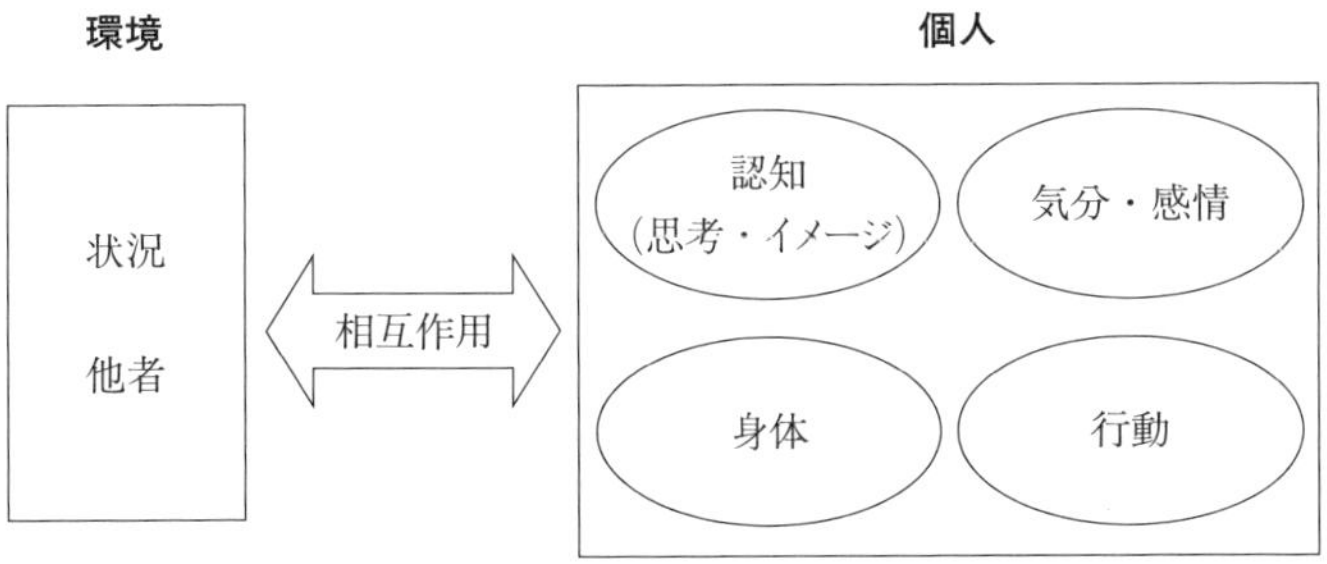

出所：伊藤絵美『認知療法・認知行動療法カウンセリング』p. 8を一部改変して引用。

図3　認知行動療法の基本モデル

コーピングへの介入では、現在のコーピングの再検討や対処レパートリーを増やすことなどを考えていきます。ここでは、時間管理を紹介していきます。

またストレス反応への介入としては、現在アロマセラピーやヨガ、筋弛緩法、音楽療法など数多くの方法が紹介されています。これはストレスの結果生じた身体的、精神的反応を鎮めるために有効です。ここでは禅の呼吸法について紹介していきます。

1　認知行動療法モデルを用いたストレスマネジメント

認知行動療法（Cognitive Behavior theraphy）の基本モデル（図3）を用いたストレスマネジメントを紹介します。人々は、日頃なぜストレスを感じるのかというプロセスを分析することはありません。これは、自分自身の物事の受け止め方である認知とそのときの行動を自己観察（セルフモニタリング）により理解し、認知と行動の両面からの変容をはかることにより、ストレスを緩和する方法です。

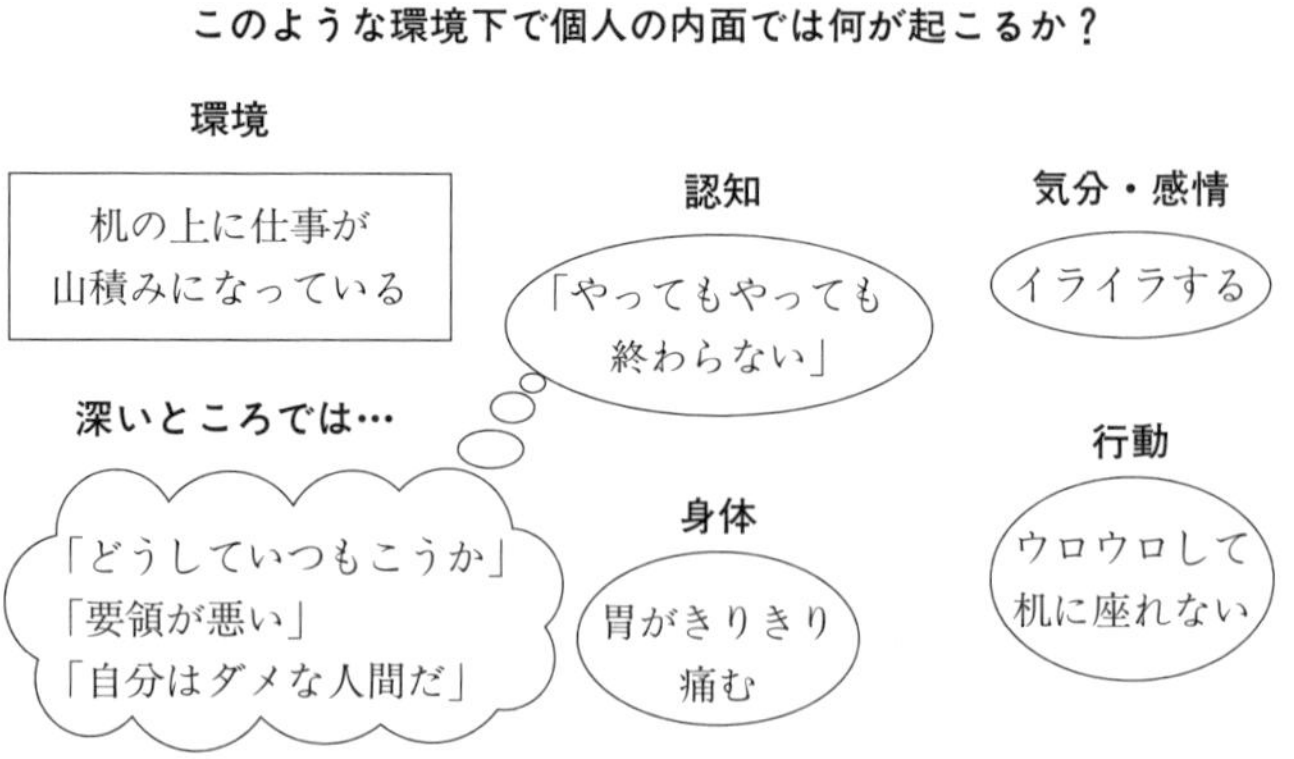
このような環境下で個人の内面では何が起こるか？
環境
机の上に仕事が山積みになっている
認知
「やってもやっても終わらない」
気分・感情
イライラする
深いところでは…
「どうしていつもこうか」
「要領が悪い」
「自分はダメな人間だ」
身体
胃がきりきり痛む
行動
ウロウロして机に座れない

図4　仕事に追われるビジネスマンの事例

人はさまざまな環境におかれており、さまざまな刺激を受けています。また個人の内面でもいろいろなことが起こっています。この方法では、環境と個人、また個人の内面の変化に着目します。すなわち個人の内面を、認知（思考・イメージ）、行動、身体、気分・感情の四つとしてとらえます。

具体例でみてみましょう。図4は仕事に追われるビジネスマンの事例です。環境としては、今このビジネスマンにはたくさんの仕事が任されていて、机の上には仕事が山積みになっている状況です。そのとき、彼はやってもやっても終わらない（認知）と受け止めてしまい、ウロウロするばかりで机に座れず（行動）、胃がきりきりと痛く（身体）、イライラ（気分・感情）していました。このような悪循環が個人の中ではぐるぐると起こっています。さらに「やってもやっても終わらない」という認知の深いところでは、「どうしていつもこうか」「要領が悪い」「自分はダメな人間だ」と考えていたりします。

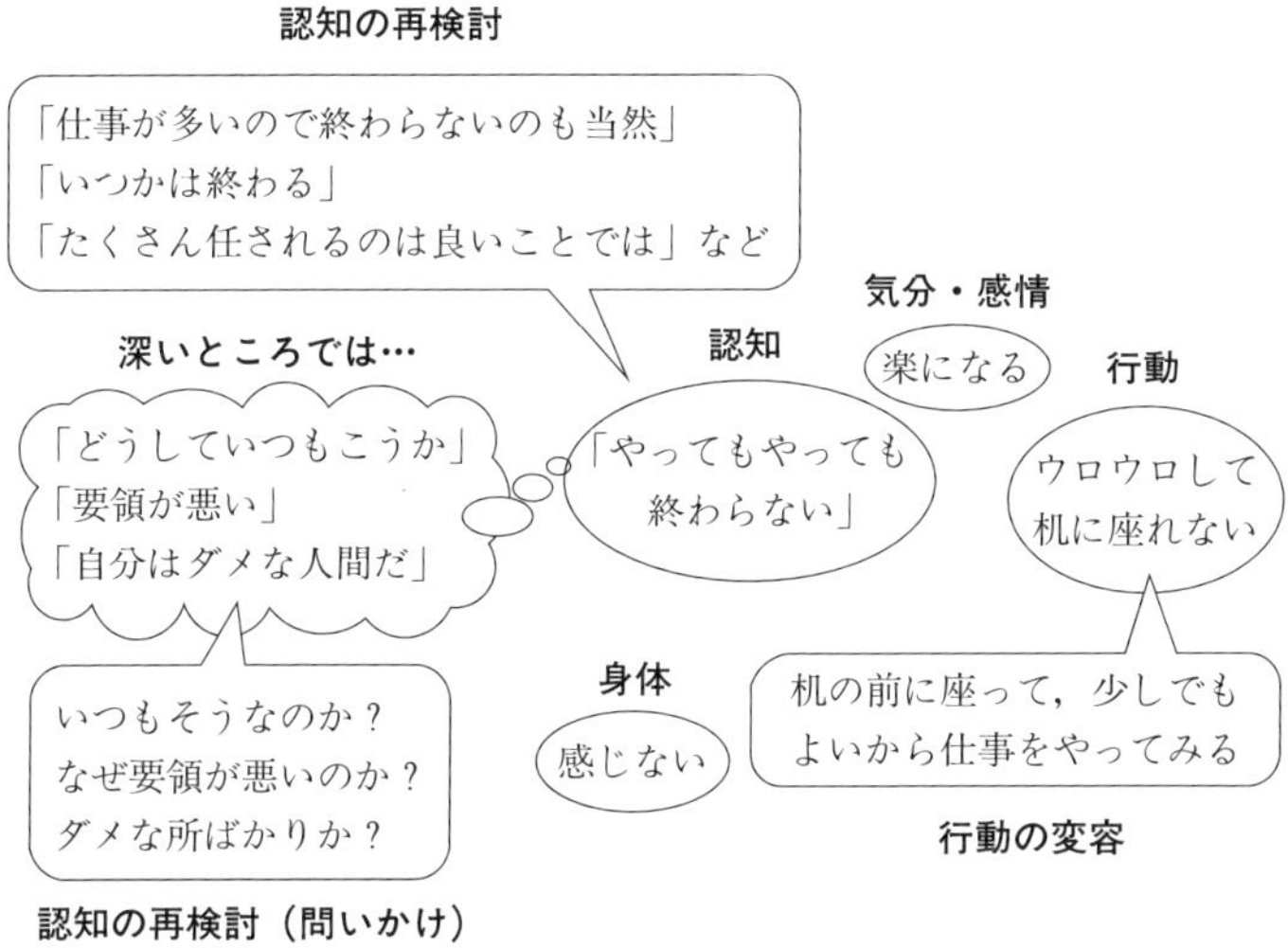
認知の再検討
「仕事が多いので終わらないのも当然」
「いつかは終わる」
「たくさん任されるのは良いことでは」など
気分・感情
深いところでは…
認知
楽になる
行動
「どうしていつもこうか」
「要領が悪い」
「自分はダメな人間だ」
「やってもやっても終わらない」
ウロウロして机に座れない
身体
いつもそうなのか？
なぜ要領が悪いのか？
ダメな所ばかりか？
感じない
机の前に座って，少しでもよいから仕事をやってみる
行動の変容
認知の再検討（問いかけ）

図5　仕事に追われるビジネスマンのストレスマネジメント

そのような思い込みなどをしっかりととらえることも認知変容のためには必要になります。そしていつもそうなのか、そうでもないときがあるのではないかと問いかけ再検討します（図5）。「仕事が多いので終わらないのも当然」「いつかは終わる」など少し認知を変えることによって、緊張が解け気分が楽になります。

またウロウロとしかできなかった行動を、とにかく机の前に座ってみるという行動に変えたとき、「少しでもよいから、仕事をやってみよう」と思えるようになるかもしれません。

認知行動療法の基本モデルを用いてストレスマネジメントを行うには、どんなことが今起こっているのかを把握します。それから環境と個人に生じている悪循環を明確にし、断ち切るため、認知や行動を変えてみることはできないか、客観的に考えていきます。自分一人で無理なときは他の人と一緒にするのも大変有効な方法です。

2 時間管理（Time management）

人々がストレスを感じることの一つに時間管理がうまくできないことがあります。「時間がいくらあっても足りない」「一日無駄に過ごしてしまった」など、一日を振り返るときによく言ってしまいます。時間は止めることができず、流れていくものです。自分のこころの持ちようで長くも、短くも感じます。時間はコントロールすることができます。つまり時間管理がうまくできるようになることはコーピングになります。時間管理は「こころのやすらぎ」を見出す手段であり、達成感や充実感を得ることができ、自尊感情を高めることができます。

(1) 一日のすごし方を査定してみましょう

一日どのように過ごしてますか？　一日どれくらい家事や仕事に費やしていますか？　一日どれくらい自分でコントロールできる時間がありますか？など自分に問いかけて、今の生活時間を大まかに分析するところから始めます。次に評価をします。今のままでよいか。問題は生じていないか。改善すべき点はないかについて考えていきます。

(2) 目標を立てます

月単位、週単位、日単位いずれからでも可能です。何か目標をもつことで時間はかなり有効に活用できます。まず目標を立て、急ぐもの、重要なものから優先順位をつけていきます。非常に重要で急

2006 年 10 月
月間目標：町内会の集まりに参加する。
　　　　　運動会のお弁当を作る。
週間目標：町内会の集まりに参加し，役員としての
　　　　　役割を果たす。
毎日達成項目：
　月曜　町内会の集まり(a)
　　　　会合の記録をまとめる(a)
　　　　~~子供の歯科受診~~(a)
　　　　お風呂掃除(b)　……など

図 6　タイムスケジュール（ある主婦の方の場合）

ぐものはa、達成できたらよくて、aの次に実施してもよいものはb、実施できればよいものにはcといったように分類して、aを優先したスケジュールを立案するとよいでしょう。目標は出来事または項目どちらでもかまいません。

文章で表現する場合は、重要なことから具体的に実行可能な行動として書くとよいでしょう。

(3) スケジュールを立てます

目標がきまったら、実行できるようにスケジュールを立てていきます。スケジュールは自分自身が書きやすい方法で作成してください（図6）。スケジュールは、分単位での細かい計画ではありません。時間を計る単位は出来事です。何をするか出来事をあげていきます。このとき重要なのは、コントロール可能な出来事と、コントロール不可能な出来事の選別です。コントロール可能な出来事の実行には、できる限り中断や阻害をされないように時間を確保することが大切です。例えば突然訪問を受けることにより、中断を強いられたりした場合は「今は対応できない」と丁寧にいえることも必要です。後日時間を作る

という約束などをすれば問題にはならないでしょう。

また、すべて自分でしなければならないと考えるのではなく、人に委ねたり、協力を求めることによりスムーズに運ぶこともあります。

(4) 達成度を評価します

目標達成した場合は、線を引きスケジュールから消していきます（図6参照）。この作業で、何がどれくらい達成されたかがわかり、達成感や自分自身が成し遂げたという自尊感情を強化することができます。反対に目標がなかなか達成されない場合は、スケジュールに無理があるか、目標が高すぎたり、達成するための時間の確保がうまくできていない可能性があります。目標やスケジュールの修正が必要になります。

3 禅の呼吸法

リラクセーション（Relaxation）とは、ストレスで疲れた体を解放し、正常な状態に戻すことです。

現在、さまざまなリラクセーション法が紹介されています。その中で日本文化的リラクセーションは、日本人が幼少の頃から自然に接触しているため、比較的構えることなく体得することができ、スピリチュアルな部分へ浸透するように思います。


日本には書道や華道、茶道などこころを無にし、集中でき、人々をストレスから解き放つ文化があります。ここでは、日常で比較的簡単に行うことができる禅の呼吸法をご紹介します。禅の呼吸法には調身・調息・調心の効果があります。何も考えず、呼吸に集中して行って下さい。

禅の呼吸法の姿勢は、正式には結跏趺坐《けっかふざ》という姿勢で行いますが、正座でも椅子に座っていても構いません。膝を肩幅に広げ、安定した姿勢をとります。肩の力を抜き、腰、背骨は一本の柱になったようなイメージでまっすぐ伸ばします。顎は軽く引き、眼は半眼（半分開けた状態）で、目線は一メートル先の地点を見ます。

呼吸は腹式呼吸とはやや異なり、全て鼻で呼吸をします。吐いて吐ききる呼気から始まり、吸気は努力せずに自然に入ってくるイメージです。リズムは「ひとー（吸う）つー（吐く）」と数えに合わせるリズムです。下腹部を意識し、臍の下三センチメートル（二横指下）の点を丹田といいますが、ここを体の中心と考え、意識して呼吸をします。三〇～四〇分間繰り返し行います。

禅の呼吸法の効果は生理学的にも認められています。脳の脳幹にはセロトニン神経が分布し、神経伝達物質であるセロトニンを分泌し大脳全体に影響を及ぼしています。セロトニンには、気分をリラックスさせたり、抗重力筋を活性化したりと、さまざまな機能がスムーズにいくように調整する作用があります。セロトニン神経の活性化にはリズム運動が有効です。禅の呼吸法も有効なリズム運動の一つです。

最近は、四季折々の音、鐘の音などを用いたヒーリングミュージックがたくさん出ています。時折このようなミュージックを流してウォーミングアップすることで体の緊張が解け、自然とリラックスしてきます。

この呼吸法は、毎日の習慣とすることが大切です。時間管理を上手に行って、自分自身を取り戻し、リフレッシュするようこころがけていきたいものです。

六　おわりに

こころの凝りの解消について考えてきました。日頃、ストレスをどんなことに対して感じやすいか、そのとき、自分の中にどのようなことが起こっているか。自分のこころに向き合う習慣や柔軟性が必要かもしれません。くつろぐことの大切さを忘れずに、毎日のストレスと上手につきあっていきましょう。

参考文献

（1）山田冨美雄編『医療行動科学のためのミニマム・サイコロジー』北大路書房、一九九七年
（2）伊藤絵美『認知療法・認知行動療法カウンセリング――初級ワークショップ――』星和書店、二〇〇六年
（3）ハイラム・W・スミス『心の安らぎを発見する時間管理の探求』キングベアー出版、二〇〇四年
（4）有田秀穂『セロトニン欠乏脳』NHK出版、二〇〇三年

執筆者紹介（掲載順）

自見《じみ》厚郎《あつお》（I）

久留米大学医学部看護学科教授（病理・病態学）。

久留米大学医学部卒業。医学博士。

［主要業績］「慢性膵炎の診断［6］病理組織」沖田極ら編『肝・胆・膵フロンティア8　慢性膵炎　診断と治療の進歩』診断と治療社、二〇〇〇年。「医療の歴史をみる」的場恒孝・野田進士編『現代医療と文化』石風社、二〇〇二年。「病理学―病理のわかる外科医のために」武藤徹一郎・幕内雅敏監修『新臨床外科学』第四版、医学書院、二〇〇六年。

山田《やまだ》研《けん》太郎《たろう》（II）

久留米大学医学部内分泌代謝内科教授。

大阪大学医学部卒業。医学博士。

［主要業績］『糖尿病学の進歩 2002』（共著）日本糖尿病学会編、診断と治療社、二〇〇二年。『糖尿病のすべてが分る本』（共著）学習研究社、二〇〇三年。『糖尿病学―基礎と臨床―』（共著）朝倉書店、二〇〇六年。『糖尿病専門医ガイドブック』（共著）日本糖尿病学会編、診断と治療社、二〇〇六年。

岩﨑《いわさき》昌子《しょうこ》（III）

久留米大学病院栄養部副部長補佐。

中村学園短期大学食物栄養科卒業。管理栄養士。

内村《うちむら》直尚《なおひさ》（IV）

久留米大学医学部精神神経科教授。

久留米大学医学部卒業。医学博士。

［主要業績］『眠らない、眠れない』（共著）法研、一九九九年。『現代病としての睡眠障害』（共著）日本評論社、二〇〇〇年。『一般医のための睡眠臨床ガイドブック』（共著）医学書院、二〇〇一年。『睡眠障害診療マニュアル』（共著）ライフサイエンス、二〇〇三年。

中嶋《なかしま》カツヱ（V）

久留米大学医学部看護学科准教授。

佐賀医科大学大学院医学系修士課程修了（看護学修士）。

［主要業績］「青年期女子学生の月経随伴症状（一）―アナログスケールを用いた症状の程度―」（共著）『思春期学』一八（二）、二〇〇〇年。「I型糖尿病を持つ女性の

リプロダクティブヘルスに関する問題の構造化―I型糖尿病を持つ女性の月経・性生活・妊娠―」（共著）『糖尿病と妊娠』六（一）、二〇〇六年。

平川道子《ひらかわみちこ》（VI）

久留米大学病院看護部外来看護師長。

久留米大学付属看護専門学校卒業。

［主要業績］「ストーマの管理」『消化器外科五　新／ベッドサイド処置アトラス』二六（六）、二〇〇三年。「外来化学療法を実施するためのシステムと看護体制」『看護技術』一（二）、二〇〇三年。『ポケット版こんなときどうする？　高齢者ケア』（共著）照林社、二〇〇六年。

今石喜成《いまいしきせい》（VII）

久留米大学病院リハビリテーション部理学療法士。

久留米大学大学院健康科学科修士課程修了（医学修士）。

［主要業績］「足底圧分圧測定システム（F-SCAN）の再現性における基礎的研究」（共著）『靴の医学』一一、一九九七年。「慢性関節リウマチ患者に用いた足底挿板の影響」（共著）『靴の医学』一三、一九九九年。

舞弓京子《まゆみきょうこ》（VIII）

久留米大学医学部看護学科講師・臨床心理士。

聖路加看護大学卒業（看護学士）。久留米大学大学院比較文化研究科前期博士課程修了（学術修士）。

［主要業績］「看護大学生のストレスマネジメント」（共著）『ストレス科学』一八（四）、二〇〇一年。『現代人の心の支援シリーズ第四巻　成人・老年期　健康と生き方を考える』（共著）慶應義塾大学出版会、二〇〇二年。「看護教育の場での健康支援」（共著）『現代のエスプリ』至文堂、二〇〇四年。

こころとからだの癒《いや》しとは
——大切な自分のために——　久留米大学公開講座34

2007年7月20日初版発行

編者　藤《ふじ》丸《まる》知《とも》子《こ》
石《いし》竹《たけ》達《たつ》也《や》
佐《さ》川《がわ》公《きみ》矯《たか》

発行者　谷　隆一郎

発行所　(財)九州大学出版会
〒812-0053 福岡市東区箱崎7-1-146
九州大学構内
電話　092-641-0515（直通）
振替　01710-6-3677

印刷／九州電算(株)・大同印刷(株)　製本／篠原製本(株)

ISBN978-4-87378-948-4

刊行の言葉

大学の使命は教育と研究である。大学は最高の知識と最新の技術を学生に教え、より高い知識の発見と、より高度の技術の探究のために研究を行う場である。大学は国際的レベルでその存在は重要であるとともに、大学が位置する限られた地域にとってもその存在価値は重要と思われる。大学における教育・研究の成果は、当然人類の幸福と社会の向上のために広く人間社会に還元されるものであるが、地域の社会、住民に対してもより直接的に、また効果的に還元されるべきであろう。このことは地域における大学の重要な役割と考えられる。

近年、地域社会の文化向上、また生涯教育の必要性が叫ばれている折、大学の地域での役割を果たす手段として、一つのテーマについての一連の大学公開講座を定期的に開催することは有意義なことと思われる。久留米大学はこの考えのもとに、昨年第一回の公開講座を開催し、成功裡に終了することができた。公開講座には熱心な多くの聴講者に出席頂いたが、この公開講座をより有意義にするために、より多くの方々に勉強して頂くことを目的として、今後本学にて開催する公開講座はすべてシリーズとして、九州大学出版会などから刊行して頂く予定である。このことは公開講座を企画する私達にとっても励みとなり、より充実した公開講座を今後も続けて開催する原動力となるであろう。一人でも多くの方が、この私達の企画に関心を持たれることを期待してやまない。

一九八七年六月

久留米大学
学　長（現名誉学長）　纐纈教三

九州大学出版会刊

＊表示価格は本体価格

纐纈教三・的場恒孝 編
〈久留米大学公開講座1〉
からだの健康と福祉
四六判　二四八頁　一、七〇〇円

医療の急速な進歩により治療医学から予防医学へと考えが変わってきている今日、現代地域社会における医療と健康を医学的立場からとらえ、社会福祉の面から分析し、医療と福祉のあるべき姿をともに考え、実践へのよりどころを追求する。

纐纈教三・的場恒孝 編
〈久留米大学公開講座2〉
こころの健康と福祉
四六判　二五二頁　一、七〇〇円

本書は、複雑な現代社会における「こころ」の問題を医学的立場からとらえ、かつ社会福祉の面から分析して考察している。そして地域社会における「こころ」の医療と福祉のあるべき姿を一緒に考えて、身近に実践するためのよりどころを追求する。

纐纈教三・駄田井正 編
〈久留米大学公開講座3〉
くらしの経済と福祉
四六判　二八二頁　一、九〇〇円

近年のめざましい経済の成長によって、私たちの身近には「もの」があふれている。複雑な、そして飽食の時代といわれる現代社会での「もの」の問題を多方面からとらえ、社会福祉のあり方を考える。

原田康平 編
〈久留米大学公開講座6〉
いま、世界は　世紀末の経済と社会
四六判　二八二頁　二、二〇〇円

いま世界の舵はどこへ向き、どちらへ行こうとしているのか――。本書は、経済編と社会・文化編の二部から構成され、経済編はさらに国際編と国内編から成っている。経済問題と人のあり方を考える一助となろう。

小竹一彰 編
〈久留米大学公開講座8〉
アジアを知る、九州を知る
四六判　二六八頁　二、二〇〇円

過去から現代までのアジアと日本、特に、地理的に近く文化的親近感を持つ九州との関係を、歴史、政治、経済などさまざまな分野から考えなおし、アジアと九州の間の相互信頼を発展させる道を探る。

白石義郎 編

〈久留米大学公開講座20〉

メディアと情報が変える現代社会

――メディアと情報化の過去、現在、未来――

四六判　一七四頁　一、七〇〇円

情報技術の進展により、個人が情報の受け手であるばかりか発信源にもなりうる現在の情報化社会の光と影を、多角的な観点から分析する。

福田勝洋・佐川公矯 編

〈久留米大学公開講座21〉

共に生きるための医療

四六判　一九八頁　一、七〇〇円

著しい発展を遂げる医学・医療であるが、新たな医学理論や医療技術は、功罪両面の影響をもたらすものであった。新たな医療はどうあるべきか、専門家の解説と共に考察を促す。

由井敏範 編

〈久留米大学公開講座33〉

現代ビジネスの最前線

四六判　一六八頁　一、八〇〇円

現代ビジネスの特徴を捉えるためのキーワードとして証券市場、金融革命、ビジネス倫理、および知的財産を採り上げ、理論的・実践的視点から各々の領域の経緯と問題状況を明らかにすることにより、二十一世紀ビジネスの現状・到達点を示すとともに、その未来を展望する。

大東和武司・谷口　豊 編

平成不況とこれからの企業経営

四六判　一九〇頁　一、八〇〇円

平成バブル不況は、思いのほか長期化しており、いわゆる日本的経営手法が日本においてさえも必ずしも永続的なものではないということが明らかになった。このような平成不況に直面し、岐路に立つ日本的経営の今後の方向性を探る。